茶饮与药酒方集萃

第 2 版

邓　沂　吴玲燕　编著

谭兴贵　审阅

人民卫生出版社

图书在版编目（CIP）数据

茶饮与药酒方集萃 / 邓沂，吴玲燕编著. —2 版. —北京：人民卫生出版社，2017

ISBN 978-7-117-25328-4

Ⅰ. ①茶… Ⅱ. ①邓… ②吴… Ⅲ. ①茶剂－验方②药酒－验方 Ⅳ. ①R289.5

中国版本图书馆 CIP 数据核字（2017）第 259748 号

| 人卫智网 | www.ipmph.com | 医学教育、学术、考试、健康，购书智慧智能综合服务平台 |
| 人卫官网 | www.pmph.com | 人卫官方资讯发布平台 |

茶饮与药酒方集萃
第 2 版

编　　著：邓　沂　吴玲燕
出版发行：人民卫生出版社（中继线 010-59780011）
地　　址：北京市朝阳区潘家园南里 19 号
邮　　编：100021
E - mail：pmph @ pmph.com
购书热线：010-59787592　010-59787584　010-65264830
印　　刷：北京盛通印刷股份有限公司
经　　销：新华书店
开　　本：710×1000　1/16　印张：14　插页：4
字　　数：244 千字
版　　次：1999 年 6 月第 1 版　2018 年 1 月第 2 版
　　　　　2018 年 1 月第 2 版第 1 次印刷（总第 4 次印刷）
标准书号：ISBN 978-7-117-25328-4/R · 25329
定　　价：42.00 元
打击盗版举报电话：010-59787491　E-mail：WQ @ pmph.com
（凡属印装质量问题请与本社市场营销中心联系退换）

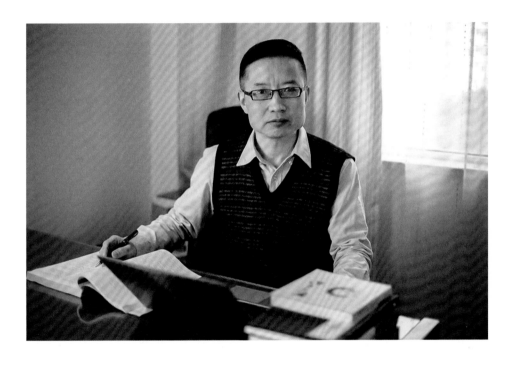

　　邓沂，1963年出生，国家级名老中医于己百教授学术经验继承人、中医执业医师。曾任甘肃中医药大学教授、硕士研究生导师，现为安徽中医药高等专科学校教授、安徽中医药大学兼职硕士生导师、芜湖市中医医院特聘专家，安徽省教学名师、安徽省高校专业带头人。国家中医药管理局中医药文化科普巡讲专家、人民卫生出版社全民健康促进和科普教育专家指导委员会委员、安徽省中医科普讲师团专家，兼任世界中医药学会联合会药膳食疗研究专业委员会副会长、安徽省药膳食疗专业委员会理事长、安徽省中医养生保健专业委员会副主任委员。从事《黄帝内经》、养生保健、药膳食疗的教学、研究与中医临床诊疗工作30余年。完成省部、厅级科研课题10余项，获省科技进步奖一项，省医药暨中医药科技奖3项。主编《黄帝内经养生智慧解密》《于己百医案精解》《中医养生学》《中医药膳学》《甘肃药膳集锦》《从便秘谈养生》《从胃肠病谈养生》等专著、教材10余部。发表学术论文60余篇。

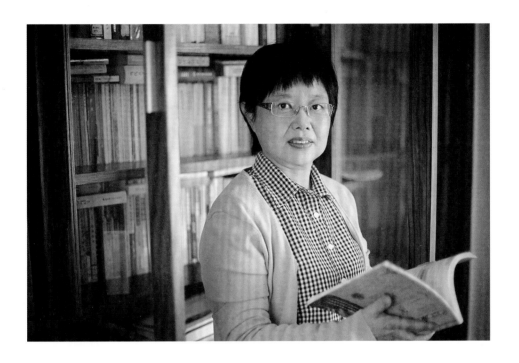

　　吴玲燕，1967年出生，中药执业药师。曾任甘肃中医药大学副主任中药师、中医药博物馆馆长，现为安徽中医药高等专科学校副主任中药师、中医药博物馆馆长。兼任中华中医药学会中药标本馆专业委员会副秘书长。从事中药鉴定、标本制作的教学、研究与中医药科普宣教工作近30年。完成省部、厅级科研课题5项，获国家教学成果奖1项，省级、厅级中医药科技奖2项。编著《新修晶珠本草》《彩色图解中药学》《常用中药材真伪鉴别彩色图谱》等专著。发表《茶饮药膳基本理论探讨》《药酒药膳基本理论探讨》等学术论文。

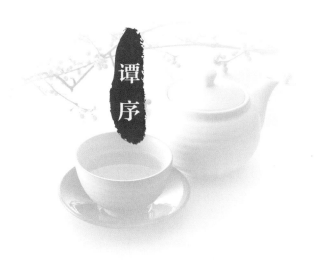

茶与酒，不仅是日常饮料，而且也是良药，同属亦食亦药、药食两用之品。古今中医药著作收载茶叶者颇多，但最早将茶叶载为正式官药者当推唐代苏敬等人撰著的《新修本草》，此书指出："茗（茶的别名），苦荼，味甘、苦，微寒，无毒，主瘘疮，利小便，去痰、热、渴，令人少睡……主下气，消宿食"，点明了茶的药用功能。儒家经典《周礼·天官冢宰》记载："辨四饮之物：一曰清，二曰医，三曰浆，四曰酏。"是说辨别四种饮料的名称种类：一是清，二是医，三是浆，四是酏。这说明先秦酒已与医有关联。繁体字"醫"字从"酉"，"酉"在金文字形像酒坛，这表明酒与中医药学有着非常密切的关系，东汉时期文字学家许慎《说文解字》明言："酒，所以治病也"。唐代医药学家陈藏器《本草拾遗》、清代医学家汪绂《医林纂要》说酒有"通血脉，厚肠胃，润皮肤，散湿气""散水，和血，行气，助肾兴阳，发汗"等作用。

古人将茶与酒作为日常生活中的饮品并列使用，在长期的实践中认识到，茶与酒既可直接饮用以防病治病，同时亦可将含有茶叶或不含茶叶的食材与药材制成药茶、药饮，当作日常饮茶一样来使用，而酒是良好的溶媒，可将食材与药材加入其中制成药酒来应用。茶饮和药酒是既能防病治病，又能强身抗衰的独具特色的传统保健方法，两者均隶属于中医药膳的范畴。

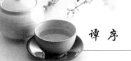

近年来，随着人们生活水平的提高和对健康与生活质量的追求，药膳以其鲜明的特色与卓越的疗效，越来越受到全社会的重视。尤其是茶饮和药酒，因为具有组方简单、加减灵活，取材容易、使用方便，以及损耗较少、效果良好等优点，同时还有广泛的群众基础和亲民特性，已然成为药膳中的翘楚，是中医药健康服务的重要组成部分，为中国老百姓日常生活之中养生保健的重要措施之一。

今次《茶饮与药酒方集萃》（第2版）是在第1版的基础上有所增补，使之更能为读者服务。在本版问世之际，谨向读者诸君简介本书的内容：书中主要收录了历代本草、食疗本草、医书、方书等流传下来的著名方剂，并收集了部分疗效较好的当代民间方和作者经验方，参照现代中医方剂学分类方法划分为14部分，汇集成册。书中共收入茶饮和药酒配方348首，涉及养生保健类别14类、22种，治疗康复病证5类、70种。每方除列【来源】【原料】【制法与用法】【适用人群】等项外，并在【组方诠解】部分介绍了该方的方解、附方和使用注意等内容。此外，卷首专设"茶饮与药酒简介"，介绍了茶饮与药酒的概念、特点、制法用法以及使用注意。卷末附设"药膳学概况介绍""茶饮药酒方索引"和"主要参考文献"，前者介绍了药膳的概念内涵、常见分类、基本特点、实际应用与注意事项。【来源】标明出处，以示收方有据，科学可信；【制法与用法】简单明了，方便读者实操，易于普及；【组方诠解】详实严谨，既普及中医基本知识，又方便读者选择。"茶饮与药酒简介"与"药膳学概况介绍"，使读者对茶饮与药酒和药膳学有一全面的了解。"茶饮药酒方索引"和"主要参考文献"，方便读者选方使用与查阅文献。

本书著者之一邓沂教授，原任甘肃中医药大学教授、硕士生导师，现任安徽中医药高等专科学校教授、安徽中医药大学兼职硕士生导师，长期从事《黄帝内经》、养生学、药膳学的教学、研究与中医临床诊疗工作。我与邓沂教授相识十余年，在我创办的世界中医药学会联合会药膳食疗研究专业委员会，邓教授连任三届副会长。多年来协助我和海内外同仁一道，先后完成了国家级本科创新教材《中医药膳学》、国家级研究生规划教材《中医养生保健研究》，以及大型专业药膳食疗工具书《中国食物药用大典》等教材、专著的编写、出版，药膳食疗行业标准的研究、制订，以及药膳食疗产品的研发，为药膳食疗、养生保健的学科发展、教育教学、产品研发等方面做出了积极贡献。

纵观《茶饮与药酒方集粹》（第2版）全书，内容丰富，文字流畅，通俗易懂，便于操作；且医理明晰，条理系统，深入浅出，切合实用。可谓雅俗共赏而不落俗套，实为集茶饮、药酒药膳配方之大成，补茶、酒药膳理论联系实际之有益尝试。本书之成，不仅为健康人提供养生保健之慈航，而且为患病者奉献祛病康复之良方，同时也为从医者开辟疗疾治病之别径。书中内容，若能引起保健茶、酒厂家之重视，从中得以启迪，拓宽思路，开发新品，无论从社会效益抑或经济效益上讲，其意义之深远、价值之广大，都将无以估量。是为序。

世界中医药学会联合会药膳食疗研究专业委员会会长

《东方药膳》杂志主编

《东方食疗与保健》杂志社社长

湖南中医药大学教授

美国加州中医药大学博士生导师

谭兴贵

二〇一七年春月

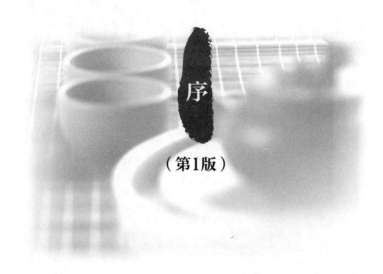

序

（第1版）

　　茶文化、酒文化、食文化是中国宝贵而古老文化的一部分。将茶、酒、食文化与中医药学结合在一起，又形成中医药膳文化，成为治病防病、延年益寿的一种食疗方法。如今国家富强，人民生活水平逐年提高，他们讲求生活质量，尤其对茶、酒等日常饮用品有更高的要求，这也是经济发展的必然趋向。

　　中国的茶、酒、食文化，源远流长，内容丰富，但均散见于《内经》以后历代的医籍中，至今缺少一部全面、系统的著述，现邓沂、吴玲燕同志完成了这一工作。经过他们数年的披阅医籍，爬梳钩稽，深入民间，广收博采，经过考订、汇集成册，名曰《茶饮与药酒方集萃》。此书的出版很有意义，第一，既可以提供读者用以养生保健、防病治病，又可以试制日常保健茶、保健酒；第二，可以作为酒厂、食品厂开发新产品的参考。值此国家改革开放之际，科技兴国之时，有望邓君等进一步深入实践，加强科研，出成果，创名牌，为中医药学在社会主义商品经济大潮中的发展再建新功。

于己百　周信有

1998年2月

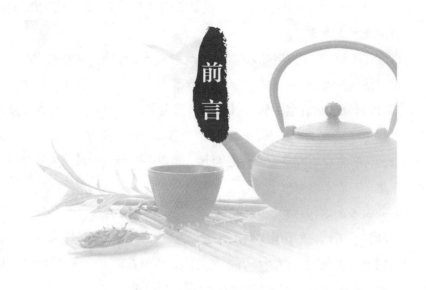

前　言

　　1998年，我们在人民卫生出版社编辑老师的支持下，编著出版了《茶饮与药酒方集萃》，旨在传承和弘扬中国传统的茶酒文化与食疗药膳文化，以满足社会对茶饮、药酒养生防病、治病疗疾的需求。转眼之间，本书将经20岁了，其以比较丰富的内容、通俗易懂的语言、专业全面的解说，在同类书籍中独树一帜，受到读者的喜爱，出版后很快售罄，多次重印，产生了良好的社会影响。

　　由于本书出版发行较早，一方面第1版的错误需要修正，另一方面新内容需要补充，特别是现如今随着人们生活水平的大幅提高和对健康与生活质量的迫切需求，包括茶饮与药酒在内的药膳以其鲜明的特色与卓越的疗效，越来越受到全社会的重视，已然成为中医药健康服务的重要部分，也成为中国老百姓日常生活之中养生保健的重要措施。因此本书的再版发行很有意义，可谓顺应社会，恰逢其时。

　　《茶饮与药酒方集萃》（第2版）保留了第1版的主要内容和基本风格，增加了作者最近十多年研发、同时在公开出版物发表过的十首茶酒方；在附录"药酒的制法用法"中，增加了"醴酒"即果酒、甜酒的制法，以适应当今社会的新需求。对茶酒方"【来源】"中第1版标注"民间验方"或"经验方"，即出处不确切者，第2版全部直接标注出书籍、杂志或报纸名，以方便读者查阅文

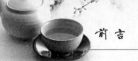
献。书末附录"茶酒方索引",在中医病证索引的基础上,增加了西医病症索引,以方便读者查阅选方。

本次修订再版,从内容到形式都做了改进,力求做到更加专业、通俗、好用、方便,使之为维护、提高广大人民群众健康水平,发挥有益的作用。本书第1版完稿后承蒙甘肃省名中医、甘肃中医药大学张士卿教授审阅,甘肃省名中医、甘肃中医药大学于己百教授、周信有教授作序;第2版又蒙世界中医药学会联合会药膳食疗研究专业委员会会长、湖南中医药大学谭兴贵教授审阅与作序,在此一并表示感谢!

本书共收入茶饮和药酒配方348首,涉及养生保健类别14类、22种,治疗康复病证5类、70种,适用于中医工作者以及食品、保健品研发人员和广大茶酒食疗药膳爱好者使用。由于作者水平有限,本书错误、遗漏之处在所难免,因此请广大读者提出宝贵意见和建议,以便今后改进。

编者于二〇一七年春月

目录

下 篇 药膳学概况介绍

上篇

茶饮与药酒 药膳简介

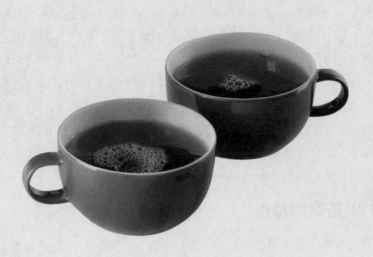

一、茶饮药膳简介

（一）茶饮的概念

茶饮类药膳包括药茶、药饮与汁露等三类饮品。药茶原为含有茶叶或不含茶叶的中药经晒干或经粉碎混合而成的粗末制品，或加入黏合剂制成的块状制品，现在也包括含有中药的各种颗粒制品，因其饮服的方式同日常饮茶一样，故称药茶，也叫"代茶饮"。如《本草纲目》中治疗外感咳嗽的"清气化痰茶"（含有茶叶）、《百病中医自我疗养丛书·流行性腮腺炎》中防治腮腺炎的"桑菊茶"（不含茶叶）就是粗末茶；源于《拔萃良方》，各地药厂均有生产，适于风寒感冒、寒热吐泻、食积内停的"午时茶"则是块状茶；主治小儿消化不良、不思饮食、二便不调、睡卧不安的"小儿七星茶"及市售诸多的人参茶（晶）、菊花晶、桂圆精等均是颗粒茶。

药饮是用食物或与部分药材一起加水稍稍煎煮，去渣取汁，作饮料日常饮用。如"定嗽定喘饮"（《医学衷中参西录》）治疗肺肾虚衰的久咳虚喘，"荷叶菖蒲饮"（《中华临床药膳食疗学》）治疗痰瘀闭阻所致的冠心病心绞痛。

汁露，即汁与露，汁亦即鲜汁，是用新鲜果菜等食物与某些中药一起捣烂、压榨取得的汁液；露又称芳香水，是指富含水分、具芳香性的植物性食品，或一些中药加水蒸馏、收集所得的澄明、有芳香气味的液体。前者如"鲜荷叶汁"（《新编保健药膳》）、"鲜藕柏叶汁"（《食物与治病》）治疗血热出血，"白萝卜汁"（《中医食疗学》）治疗食积痰饮；后者像"川芎芥穗露"（《中药制剂汇编》）治疗外感风寒、偏正头痛，"银花露"（《中医饮食营养学》）治疗暑热烦渴、外科疖肿。

（二）茶饮的特点

中国药膳茶饮的应用历经数千年延续不衰，这与它的特点是分不开的。

1. **配伍简单、加减灵活、适应性广**　茶饮保留了中医汤剂加减灵活的特色，但配伍较为简单（一般以四五味或七八味最多）。虽说最初的茶饮方多为单方，但复方毕竟是茶饮方的主流（约占总数的80%以上），因此，其疗效全面、作用较强、临床适应性广。目前，茶饮方既可益寿延年、预防疾病，又能治疗慢性病证，同时在疑难病和急重症上也显示了其良好的前景。如《韩氏医通》的"八仙茶"具有益精、保元、固肾的功效，可作为中年体虚者延缓衰老之用；《饮膳正要》的"枸杞茶"补肾益精、养肝明目，是老年人治疗视物昏花、腰膝酸软、尿后余沥等症的日常饮品。慢性疾病病情轻缓，病程较长，难以速愈，长期打针吃药，心理负担重，易于损伤脾胃，而且经济负担难以承受，若以茶饮为主，辅以他法，坚持长期治疗，悉心调理，往往能获得满意的效果。如高血压病用"天麻茶"（《养生治病茶疗方》）、"降压茶"（《常见病验方选编》）、"罗布麻降压茶"（《中药制剂汇编》）；高脂血症用"三宝茶"（《养生治病茶疗方》）、"减脂茶"（《中国药茶》）、"降脂益寿茶"（《全国中成药产品集》）；慢性肝炎转氨酶高用"苦参龙胆茶"，胁肋胃脘胀满、乏力腹泻用"二苓人参茶"（《家庭中医药》）；慢性胃炎食欲不振、脘腹胀痛用"糖蜜红茶饮"（《药膳食谱集锦》）。茶方用于疑难病和急重症，像"薄玉消渴茶"（《中国药茶》）、"维甜美降糖茶"（市售成药）治疗糖尿病，"三金排石茶"（《中国医药导报》）治疗泌尿系感染及尿路结石等，以及"立胆清玉草茶"（市售成药）治疗胆囊炎、胆结石等。

2. 取材容易、使用方便、易于接受 茶饮方的原材料，多来自家庭或周围环境，来自家庭的，如茶叶、葱、姜、豆豉、橘子、梨、藕、绿豆、赤豆等可信手拈来；来自周围环境的，像金银花、玫瑰花、荷叶、侧柏叶、玉米须等可以自采、自种；也有一些单味的或成品的到药店、超市随时即可买到，如像"万应甘和茶"（市售成药）、"清音茶"（市售成药）、"盖碗茶"（又名"三泡台"，是甘宁青地区日常饮品）（《茶饮与药酒方集萃》）等。这些茶饮方多是冲沏泡焖或稍稍煎煮即可服用，一般人都可自行掌握，像胃肠型感冒发热恶寒、无汗头痛、脘腹胀痛、恶心呕吐，用生姜、红糖、苏叶制成"姜糖苏叶茶"（《本草汇言》），汗解而病退；溃疡病虚寒疼痛、妇女感寒痛经、闭经，用红糖、胡椒、茶叶制成"红糖胡椒茶"（《常见病验方研究参考资料》），止痛效果明显；诸种出血如鼻出血、咯血、呕血、便血、尿血等症属血热者，用鸭梨、藕、鲜荷叶、鲜茅根及柿饼、红枣制成"四鲜止血茶"（《杭州市中医验方集锦》），疗效是可靠的。由于药膳茶饮取材容易、使用方便，因此在养生防病上、急慢性病症的治疗上都能起到很好的作用或协同辅助作用。其次，良药不苦口，对于老人、儿童尚可解决服药畏惧心理而乐于接受。另外现代社会节奏加快，时间珍贵，人们外出机会增多，而茶饮味少量小，携带方便，尤其是袋泡茶、颗粒茶与块状茶更具优势，用时也可避免多次煎汤的麻烦，节省时间，故人们易于接受。

3. **发挥效能、降低损耗、效果良好**　茶饮方配伍简单，味数不多，药物的效能易于充分发挥。再者茶饮多不用煎煮，或只需稍稍煎煮，故像薄荷、木香、橘子皮、玫瑰花、茶叶、芫荽等诸多气味芳香、含挥发油较多的药、食物就能保持其有效成分，避免久煎而使有效成分损耗。另外，茶饮经粉碎制成粗末，或块状茶、颗粒茶在制作中要先加工成粉末，这样就增加了原料与水的接触面，使有效成分易于溶出；加之药茶服用时不像汤药只煎2～3次，而是茶汁喝完后可加开水再泡，在一天之内饮用3次以上或味淡为止，药物有效成分大多能全部析出。

4. **节省药源、减少开支、利国利民**　茶饮方味数较少，用量很小，不少原料还可自取自备，因此既可节省药材，保护药材资源，又能减少开支，节约医药费用，是造福子孙后代、利国利民、发展卫生事业的可行之举。

（三）茶饮的制法用法

1. **茶饮的制法**　茶饮的制作方法除药饮、汁露已经介绍过外，还有以下几种。

（1）粗末茶：将茶叶或药茶方中的各味经适当干燥后，粉碎成粗末，然后过筛、搅拌、再过筛，最后用防潮性能较好的纸张或食品塑料袋分剂包装。另外，粗末茶制成后也可用滤纸或纱布分装成3～6g的小袋，此即袋泡茶，是药茶方中最流行、最有发展前途的剂型。如治疗四时感冒的"复方四季青茶"（《家用中成药》），用于降脂减肥的"健美减肥茶"（《养生治病茶疗方》），用于教师、演员、播音员等嗓音工作者养生保健的"嗓音宝"等都是袋泡茶。

（2）块状茶（饼状茶）：将药茶方中的各味晒干或烘干，研成粗粉，加入黏合剂（如稀面糊，或将处方中无挥发成分的药物浓煎成膏后作黏合剂），混合均匀，揉成团块，再制成小方块形或长方块形（亦可制成饼状），置于通风阴凉处晾至半干，再晒干或低温烘干，最后用防潮性能好的纸张分块包装。

（3）颗粒茶：属于以前所说的冲剂的范畴，一般分提取、制粒、干燥与包装四个步骤。先将部分药材研成细粉，其他多用煎煮法提取制成稠浸膏状，之后再把稠膏与药粉混合，搅拌至"捏之成块、丢之能散"后过12～14目筛制成颗粒。颗粒放在60～80℃烘箱内干燥，再过12目筛。最后用聚乙烯薄膜袋分装，每袋10g。

2. **茶饮的使用方法** 茶饮的使用方法除鲜汁现做现饮，或煎煮候温开水送服，芳香水如同喝糖浆一样之外，还有以下几种。

（1）沏泡：取花类，或切成薄片、捣碎的药茶；或袋泡茶、块状茶、颗粒茶，适量，放置茶杯中，用煮沸的开水冲沏，加盖泡焖，即可如饮茶法一样饮用，以味淡为度。

（2）煎煮：部分药茶及药饮，药味较多、茶杯内放不下，或有些敛降滋补的味厚之品需煎煮一定时间才能浸出药效，应以煎服为宜。可将茶饮制成粗末，用砂锅、搪瓷锅、不锈钢锅煎煮，一般加水煎2~3次，合并药液过滤煎煮，装入保温杯中，代茶频频饮服。

（3）调服：调服又有两种。一是将茶方中的各味研粉，用白开水或其他药物煎取的药液调成糊状服用。如《行箧检秘》主治暑泻证及老少脾虚泄泻的"玉露霜（茶）"就是以开水调服的；《太平惠民和剂局方》治疗小便不通、脐下胀满的"海金沙茶"则是以生姜、甘草的煎液来调服的。二是茶方中的成分研末，用茶汁调服或送下。像《家用良方》治疗阴囊湿疹的"倍子茶调散"即属此类。

（四）茶饮的使用注意

茶饮在具体使用时应注意以下几点：

1. **辨证选择、合理使用** 辨证论治是中医学的基本特点，而药膳茶饮在使用时，也应做到辨证选方、合理应用。例如便秘一证，可因多种原因引起，证属肠胃积热者宜用"生军茶"（《黑龙江中医药》），气机郁滞者宜用"橘杏茶"（《杂病源流犀烛》），血脉瘀阻者宜用"二仁通幽茶"（《叶氏医案》），气虚、阳虚、阴虚与血虚证者分别应选用"人参黑芝麻饮"（《中华临床药膳食疗学》）、"决明苁蓉茶"（《中国药茶》）、"四仁通便茶"（《滋补保健药膳食谱》）及"奶蜜饮"（《中国药膳大辞典》）等。

2. **沏煮茶饮用水的选择** 沏泡与煎煮茶饮的用水应以软水、淡水为宜，如泉水等。而江、河、湖水必须经充分煮沸，使水中碳酸盐分解、沉淀，从而使水软化；否则，它可与茶饮中某些成分结合，以致影响茶方疗效的发挥。自来水如漂白粉较多有异味，可把水贮存过夜或延长煮沸时间。

3. **沏煮茶饮时间的要求** 沏泡或煎煮茶饮的时间不宜过久，用沏泡法一般以沸水冲沏、泡焖10~20分钟；煎煮法往往以煎沸10~15分钟为宜。

4. **饮用茶饮的禁忌** 饮用茶饮时，为了安全有效，除了注意药物配伍的

"十八反""十九畏"以及禁止使用妊娠禁用药物和有毒药物之外，还应注意"服药食忌"即"忌口"的问题。不同的病证、不同的茶饮有着不同的忌口，如脾胃虚寒、腹痛泄泻的病证，应忌生冷瓜果与寒凉、腥臭、黏滑的食物（如冷饭、凉面、臭豆腐、黏糕、元宵等）；热证、阴虚证饮用清热、滋阴的茶饮，应忌辛辣、燥热、动火之品（如辣椒、胡椒、瓜籽、油煎食品等）。总之，在疾病过程中对影响茶饮方疗效和病证治疗的食物，都应特别注意避免食用。

5. **茶饮的保管贮存**　粗末茶、块状茶与颗粒茶，应在瓷罐或密闭容器内贮存，置于通风干燥处，忌日晒与潮湿；亦可把小包装加上石灰等干燥剂封存在大的塑料袋中。药饮、鲜汁等最好现制现服，一般不隔夜再用，或制好后数天再服。

二、药酒药膳简介

（一）药酒的概念

药酒类药膳包括酒剂、醪剂和醴剂等三类。

酒剂是将食物或中药用酒冷浸或热浸而制得的澄明液体，在传统制法中也有在酿酒过程中加入食品或药材制作的。如传统历史名药酒，《备急千金要方》的"虎骨酒"（虎骨已禁用，现代可用狗骨或牦牛骨代）、《本草纲目》的"五加皮酒"祛风胜湿、强筋壮骨，可治风寒湿痹病、关节疼痛；《集验良方》的"龟龄集酒"温肾壮阳，用于肾虚阳痿、腹中冷痛、腰膝酸软无力症的调治；《良药佳馐》的"十全大补酒"温补气血，适于体质虚衰、慢性虚损性疾病而属气血不足证的调理。还有近年各地开发出的新品药酒，像"清宫焕春酒"（中国中医科学院西苑医院研制）用于年高体弱的神疲健忘、腰膝酸软、阳痿遗精等症的治疗；"骨刺消痛液（酒）"（市售产品）适于颈椎、腰椎、四肢关节骨质增生所致的酸胀、麻木、疼痛及活动受限等症的治疗；"劲酒"（市售药酒）用于脾肾不足、阴阳失调等引起身体疲困乏累、免疫功能失调的养生保健。

醪剂包括单纯的醪糟（亦称酒酿）及醪糟与食物或中药同煮两种形式。前者如南北小吃"薏苡仁醪"有开胃祛湿之功，可治脾胃湿阻引起的纳呆腹胀、小便淋浊等症。后者如《百病中医药酒疗法》的"菊花醪"清热平肝潜阳，用于肝火上炎的头痛、眩晕、目赤、烦躁、便干、尿赤等症的治疗；《滋补中药保健菜谱》的"酒酿银耳"滋阴润肺补虚，适于咳嗽无痰、心烦口渴、大便燥结的治疗及补充营养、强身保健之用。

醴剂即以酒来浸泡食物或中药，并添加糖或蜂蜜（若浸制原料富含糖分则不需另加）而制成的液体。另外，习惯上也有把醴剂称为"露"的，这不同于茶饮类药膳中的露剂，应注意区别。此外，醴酒现代亦特指果酒、甜酒，是以水果为主料制成的药膳酒剂。如"杨梅醴"（《偏方大全》）可预防中暑，"香橼醴"（《养疴漫笔》）可治疗慢性咳嗽。而《全国中成药处方集》中的"参茸补血露"实为醴剂，适用于肾之阴阳虚损、精血不足、瘀血停滞所致的月经不调、带下诸证及不孕症的治疗。

以上三种，从成分上讲，"酒"主要含食物或中药，"醴"则是在"酒"的基础上还有糖分，"醪"又是在"醴"的基础上尚有酿酒时所产生的酒渣成分（即醅、酒糟或酒酿）。正如张介宾引用《韵义》《诗诂》之语："醲酒浊酒曰醴""酒之甘浊而沏者曰醴"。

（二）药酒的特点

药酒药膳用于养生保健、防病治病，已有相当长久的历史，近现代更有突飞猛进的发展，这些都与它的特点是密切相关的。

1. **加减灵活、配制简单、适应面广** 药酒与茶饮一样都保留了汤剂使用加减灵活的特色，同时配制也较为简单，个人容易掌握，自家即可制成，因此适应范围较广。如内科的风寒湿痹证可用"长宁风湿酒"（《新医药学杂志》）、"麻黄桂心酒"（《圣济总录》）；冠心病心绞痛可用"双参山楂酒"（《中国药膳》）、"瓜葛红花酒"（《中华临床药膳食疗学》）；中风半身不遂可用"黄芪乌蛇酒"（《不知医必要》）；咳嗽气喘可用"紫苏香豉酒"（《中国药酒大全》）、"参蛤虫草酒"（《中国药膳》）；肝阳、肝热头痛可用"菊花醪"（《百病中医药酒疗法》）。外科的闭塞性脉管炎可用"乌蛇附芍酒"（《药酒增寿治病小绝招——古今酒疗妙方980》）；术后肠粘连可用"牛膝木瓜酒"（《新中医》）；跌打损伤可用"跌打万应药酒"（《伤科汇纂》）；荨麻疹可用"胡荽酒"《中华药酒全书：学做药酒不生病》；黄褐斑可用"桃花白芷酒"（《浙江中医杂志》）；妇科的月经不调、痛经、闭经可用"月季酒"（《中药临床应用》）、"当归元胡酒"（《儒门事亲》）；乳痈可用"蒲金酒"（《药酒验方选》）；

不孕症可用"种子药酒"（《冯氏锦囊秘录》）、"参茸补血露（醴）"（《全国中成药处方集》）。还有五官科的耳鸣耳聋可用"聪耳磁石酒"（《圣济总录》）；视物不明可用"玫瑰四物酒"（《甘肃药膳集锦》）；齿龈炎可用"金花酒"（《景岳全书》）；牙痛可用"细辛独活酒"（《圣济总录》）等，几乎涉及临床所有的科目。药酒不仅用于治疗疾病，而且在养生防病、益寿延年上也有着广泛的用途。像《良药佳馔》的"十全大补酒"能培补正气、提高免疫力，有预防癌肿的作用；"康宝补酒"（市售产品）有益脑强心、补肾健脾之功，能预防冠状动脉及脑血管的栓塞。而"清宫焕春酒"（中国中医科学院西苑医院研制）、"鹿龟酒"（市售药酒）及"百岁酒"（《归田琐记》）、"长生酒"（《惠直堂经验方》）、"熙春酒"（《随息居饮食谱》）等均有强身补虚、久服延年的功用。

2. **药效易于发挥、起效迅速、作用确实** 现代研究表明，酒中的主要成分乙醇是一种良好的溶媒，它为溶解性介于极性与非极性溶媒之间的半极性溶媒，既可溶解大部分水溶性物质，如生物碱及盐类、苷、糖等；也能溶解许多非极性溶媒所溶解的物质，像树脂、挥发油、醇、内酯、芳烃类化合物等，因此酒方中中药的有效成分就易于溶出。另外，酒还有行散气血、加速血液循环的作用，服用药酒后又可借酒的宣行药势之力，提高机体对药物的吸收、促进药物疗效的迅速发挥。譬如有人研究"龟龄集酒"（《集验良方》）对小鼠免疫功能的影响时，同时对比观察了龟龄集原粉、龟龄集升炼粉的影响，发现三种药剂都能显著提高小鼠巨噬细胞的功能，并对小鼠溶血抗体的产生有显著作用，但以药酒的作用最为理想。以上说明药酒药效易于发挥，起效迅速，作用是确实的。

3. **能够长期保存、携带方便、使用便捷** 研究证实，药酒含20%的乙醇有防腐作用，含40%以上的乙醇可延缓许多药物成分的水解，增强药剂的稳定性，所以药酒久渍不易腐坏，长期保存不易变质。同时剂量浓缩，携带方便，另外也避免了每次煎汤的麻烦，节约时间，故随用随取服用，使用便捷。

4. **内服外用皆宜、费用低廉、乐于接受** 部分药酒既可内服，亦可外用，如像治疗风寒湿痹证、跌打损伤的"冯了性药酒"（《上海市国药业（广邦）固有成方》）、"跌打损伤药酒"（《伤科汇纂》）等即是如此。药酒还因其有效成分溶出率高、剂量浓缩的特点而节省药材、减少开支，因此群众乐于接受。

（三）药酒的制法用法

1. **药酒的制法** 药酒的酒剂、醪剂与醅剂制法各不相同。

（1）酒剂的制法：酒剂一般采用浸渍法，即直接用酒浸渍、浸泡药、食来制作酒剂，包括冷浸制法与热浸制法两种。

①冷浸制法：即以酒为基料，无需加热，浸渍食物、药材制成酒剂的方法。适用于有效成分容易浸出的单味或味数不多的酒剂，以及含有挥发性成分的酒剂的制作，制法简单，尤其适合家庭药酒的配制。方法是将准备好的食物、药材置于容器中，或以绢袋盛放原料再置于容器中，按要求放入基料酒后密封，浸泡一定时间。浸泡期间需经常晃动酒器，使原料与酒充分接触而溶出有效成分。至规定时间，取上清液，药渣压榨，压榨液与上清液混合、静置、过滤即可。如三仙酒（《种福堂公选良方》）、养生酒（《惠直堂经验方》）、人参枸杞酒（《中国药膳大全》）等。

②热浸制法：指以酒为基料，需经加热，浸渍食物、药材制成酒剂的方法。适用于味数较多的酒剂，以及用冷浸法有效成分不易浸出的酒剂的制作，是一种古老而有效的药酒制法。方法是将准备好的食物、药材置于容器中，按要求放入基料酒后密封，然后把装有原料和酒的容器放在水锅中炖煮，至沸后立即取出置常温下浸泡一定时间。浸泡期间需经常晃动酒器，至规定时间，取上清液，药渣压榨，压榨液与上清液混合、静置、过滤即可。如八珍酒（《万病回春》）、百岁酒（《归田琐记》）、白花蛇酒（《本草纲目》）等。

③技术要求：一是基酒的要求：品种上，白酒、黄酒、米酒皆可，而以白酒、黄酒最为常用。浓度上，白酒一般以50～60度为宜，黄酒一般以30～50度为宜，而滋补类药酒浓度应稍低一些，祛风除湿类、活血祛瘀类以及温里祛寒类药酒浓度应稍高一些。二是原料的要求：食物或药材原料要适当加工处理，如拣去杂质、洗净泥沙、切制碾磨、装袋扎口等。原料一般要切成薄片、碎片、小块，或碾成粗末，有的矿石类与介壳类原料还需磨成细粉，但不可过碎过细。粗末原料泡酒，一定要用绢袋或纱布袋盛装并扎紧袋口。三是酒与原料的比例：食物或药材吸水量多的，酒与原料的比例是100g原料用800～1000ml酒；食物或药材吸水量少的，酒与原料的比例是100g原料用500～700ml酒。一般来说，以浸泡后的原料约占全部药酒体积的1/3较为合适。四是药酒浸渍的时间：冷浸法一般需浸泡2周左右，热浸法需浸泡1周左右。植物类原料的药酒浸泡1～2周即可，动物、矿物类原料的药酒需浸泡4周以上，有些贵重原料的

药酒可反复浸泡2~3次。一般而言，当药酒的颜色不再加深，表明原料的有效成分已经停止渗出，药酒已经泡好。另外，夏天用浸渍法制药酒时间可稍短一些，冬天用浸渍法制药酒时间可稍长一些。

（2）醪剂的制法：即酿造制法、加药酿制法，是以米、曲及药、食直接发酵成酒剂的制法。

①制作方法：方法是谷米以水浸泡，使吸水膨胀，然后再蒸煮成干粥状，冷却到30℃左右，之后加入研成粗末或煎好的药材、食物与酒曲，搅匀后置于陶缸、搪瓷盆或不锈钢盆内，加盖糖化发酵。约1~2周发酵即可完成，然后经压榨、过滤取得澄清酒液。酒液应加热至70~80℃，以杀灭酵母菌及杂菌，从而保证酒剂的质量并便于贮存。

②技术要求：一是谷米以糯米或黄黏米最好。二是谷米与酒曲的比例：一般以谷米2500g加酒曲100~150g。

（3）醴剂的制法：这里主要介绍以水果为主料制成的醴酒，即果酒、甜酒的制法。

①制作方法：方法是将水果洗净、沥干水，切碎或不切碎，一层水果一层糖放在容器内，加白酒或不加白酒，经4周左右即可发酵成酒。取上清液，药渣压榨，压榨液与上清液混合、静置、过滤即可。如杨梅醴（《华夏药膳保健顾问》）、桂圆醴（《药膳食谱集锦》）、桑椹醴（《饮食辨录》）。

②技术要求：一是水果的要求：须挑选新鲜且外表无损伤的成熟果实，软果类常用葡萄、桑椹、草莓、杨梅、猕猴桃等，硬果类常用苹果、桃子、李子、山楂、石榴等。水果必须洗净、沥干水，软果类常不用切碎，硬果类需切碎，石榴要去皮。二是酒与糖的要求：酒，用白酒、米酒皆可，浓度以35度左右为宜。糖，用白糖、冰糖均可，冰糖需打碎。三是水果、糖、酒的比例：水果、糖、酒的比例一般是2：2：1，按一层水果一层糖的顺序放在容器内，最后倒入白酒。软果类因其表皮附有酵母菌，故制作醴酒时，亦可不加酒，水果、糖的比例一般以1：1为宜。四是浸渍的时间：一般需浸泡2周以上，软果类醴酒需浸泡2~3周，硬果类醴酒需浸泡3~4周。浸泡1周糖化开后，尚需经常晃动容器，使原料与酒充分接触而溶出有效成分。

2. **药酒的使用方法**　药酒的使用方法除药酒制成后直接饮用外，还有以下几种。

（1）煎煮法：有用酒液或酒水混合液煎煮所用药、食，去渣后饮用；用水煎药、食，煎沸后再加酒液并立即出锅，去渣后饮用；醪糟与药、食同煮食用等形式。如 "荆芥豉酒"（《百病中医药酒疗法》）、"栀子茵陈酒"（《普济方》）是酒或酒水混合煎煮；"葱豉黄酒"（《偏方大全》）是水煎后再加酒；"鲤鱼醪糟"（《补辑肘后方》）是与醪糟同煮。

（2）调服法：是药物、食物研粉，用酒或温酒调匀后服用。像 "黄土酒"（《圣济总录》）、"肉桂末酒"（《费氏食养三种》）即是。

（3）淋浇法：即酒煎沸后再淋浇所用药物、食物，或药、食炒热、制熟后用酒淋浇，取药液饮用或浸泡后再服。如 "大豆乌蛇酒"（《普济方》）、"茄子酒"（《圣济总录》）均是。

（4）淬渍法：指所用药物、食物先于火中烧红，立刻入酒中淬渍，取酒饮用。像 "铁酒"（《圣济总录》）就属此法。

（四）药酒的使用注意

药酒临床使用时应注意以下几点：

1. **掌握用量、不可过服** 由于药酒中含有一定的乙醇，而乙醇摄入过量则会损害人体的健康。因此必须掌握用量，不可过服，这样才能既发挥药酒的功效，又避免其危害人体。乙醇对人体的损害，是长期大量服用，可致酒精性肝硬化、营养不良与贫血，还有致畸、对神经系统的影响、对心脏的损害等。如酒精能引起肝细胞变性与坏死；同时长期酗酒可致营养失调、维生素缺乏，使肝细胞对亲肝性毒物的抵抗力降低而易受损害，故酒精可致肝硬化；酒精可损害胃黏膜与小肠的超微结构及吸收功能，使硫胺素、维生素B_{12}、叶酸等的吸收减少，故酒精可致营养不良与贫血。饮酒的安全量，经研究认为是每千克体重每日1g以内，而每千克体重每日饮服若超过2.5g则对人体的损害会显著升高。据此，相当于60kg体重的人，每日饮60度的白酒100g是为上限，为了安全，应限制在45g以内。

2. **三因制宜、辨证用酒** 三因制宜，指要根据季节气候时间因素、地理环境特点以及人体生活习惯、性别年龄的差异，考虑药酒的运用。

因时制宜，如《备急千金要方》就主张药酒宜在冬季使用，《黄帝内经》也有 "用寒远寒""用热远热" 的原则，因此春夏就不宜多用升补阳气的药酒，冬季则宜用温补阳气的药酒。

因地制宜，如西北地区地势高而气候寒冷干燥，耐得辛温，故酒量可加大，也宜选用辛香温通的药酒；东南地区地势低而温暖潮湿、不耐辛温，故酒量要减少，又需在药酒中酌加清热化湿的药物、食物。

因人制宜，善饮酒者可适当多饮一些，不善饮酒者量宜小或用凉白开稀释后饮用，亦可加水微火煮开，待酒气减弱后再服用；妇女在妊娠期、哺乳期不宜使用药酒，若月经正常，经期也不宜服用活血作用较强的药酒；年老体弱者用量宜小，年轻力壮者量可稍稍加大，儿童为纯阳之体，脑组织与神经系统发育尚不成熟，故原则上不宜服用药酒。

　　辨证施膳是药膳学的基本特点，而药酒在使用时则称为辨证用酒。譬如冠心病心绞痛在中医称为胸痹或心痛，若属气虚血瘀证，宜用"双参山楂酒"（《中国药膳》），属痰瘀闭阻型则用"瓜葛红花酒"（《中华临床药膳食疗学》）。又如风寒湿痹证，风邪偏胜者可用"五加皮酒"（《本草纲目》），寒邪偏胜者可用"冯了性药酒"（上海市国药业（广邦）固有成方）），湿邪偏胜者可用"薏苡仁酒"（《医部全录》），而伴见肝肾不足、气血亏损的又宜选用"虎骨酒"（《备急千金要方》）。

　　3. 注意禁忌、确保安全　为了保证使用药酒的安全性，需注意以下禁忌：一是病证禁忌，如肝脏病、心脏病、高血压患者都应禁用或在医生指导下合理使用药酒；酒精过敏者宜忌用酒类；阴虚血热、阴虚阳亢、阳事易举之类，忌用药酒，特别是温肾壮阳的药酒更应注意。二是药物禁忌，像能增强酒精毒性的药物、饮酒能增大该药不良反应的药物均应于饮酒时禁忌服用。前者如降压药肼屈嗪、利尿药依他尼酸（利尿酸）、抗抑郁药异唑肼（闷可乐）等；后者像降压药呱乙啶，利尿药氢氯噻嗪、氯噻酮、镇静、安定、催眠药地西泮（安定）、巴比妥、氯氮䓬（利眠宁）、氯丙嗪（冬眠灵），抗过敏药盐酸异丙嗪（非那根）、苯海拉明，还有消炎、解热药甲硝唑、阿司匹林等。三是其他禁忌，如药酒中不能使用有毒的中药和国家禁止使用的动物类中药。此外饮酒后不顶风冒雨、不马上洗澡、不宜行房事等，都应注意。

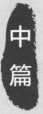

中篇

茶饮与药酒
药膳方选

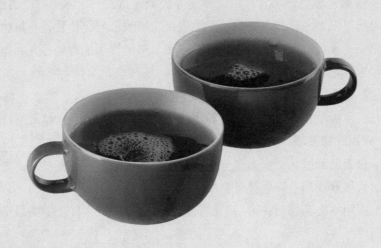

一、解表散邪类茶饮与药酒药膳方

（一）概述

1. 概念 解表散邪类药膳是指具有发汗、解肌、透疹作用的茶饮、药酒等药膳。

2. 适应证 主要适用于外感表证即西医所说上呼吸道感染的治疗或调理，部分方剂也用于疮疹痘疹、支气管炎所致咳嗽气喘、关节炎引起风寒湿痹等病证的治疗或辅助治疗。

3. 应用 外邪侵犯，常常是由表入里，首先伤害皮毛、经络及肌肉等浅表部位。此时正气尚未损伤、邪气仍属轻浅，解表散邪剂即可借其宣散或发汗之力，及时祛邪外出，防止病邪深入，使疾病尽早痊愈。解表散邪法属于中医治病八法中的"汗法"。由于邪犯肌表等体表部位，主要有风寒、风热两类。因此解表散邪类药膳也相应地有辛温解表和辛凉解表的不同。本类方剂可通过发汗或宣散作用，以祛除在表的风寒暑湿燥火六淫外邪，缓解或消除恶寒发热、头身疼痛、鼻塞流涕、苔白、脉浮等表证症状。临床除上呼吸道感染外，多种传染病早期和疮疹初期，都可发生表证。解表散邪类药膳具有抗菌、抗病毒、抗感染、发汗、解热、镇痛、调动或调节机体抗病能力等多方面作用，所以可以治疗或辅助治疗上述病症。

4. 常用药材与食品 解表散邪类药膳以荆芥、防风、紫苏、薄荷、桑叶、菊花、生姜、豆豉及葱、芫荽等药材、药食两用物品、食材最为常用。

5. 应用注意事项

（1）解表散邪的药、食多含芳香挥发成分，一般不宜煎煮过久，否则药力损耗，解表散邪作用会降低甚至丧失。

（2）服用本类药膳后，可适当加衣盖被以助散邪或作汗，但应以全身微汗为度。

（3）眩晕、头痛而证属阴虚阳亢者，或上部出血患者，宜慎用或忌用辛温升散力强的方剂，以免加重病情，或诱发中风。服用本类药膳后，应忌食生冷、油腻之品，以免生冷、油腻阻止解表散邪作用的充分发挥。

解表散邪类药膳多为茶饮等形式，而药酒则以治风寒感冒为主、同时也常用于风湿痹痛的治疗。

（二）茶饮药膳方选

姜糖苏叶茶

【来源】《本草汇言》

【原料】生姜、苏叶各3g，红糖1.5g。

【制法与用法】将生姜切丝、苏叶洗净，两药同置茶杯内，沸水冲沏、加盖浸泡5~10分钟，再加入红糖搅匀，趁热饮用。

【适用人群】功能发汗解表、温中和胃。适用于风寒感冒，如恶寒发热、无汗、头痛、咳嗽气促，或恶心呕吐、脘腹胀痛，苔白、脉浮紧等的治疗或调理。临床对西医所谓急性呼吸道感染，属外感风寒、内伤气滞的病证，以及胃肠型感冒、妊娠感冒属寒证者，则更为适宜。

【组方诠解】方中苏叶即紫苏，为植物紫苏的叶或带叶小软枝，味辛性温，功能散寒发汗解表、行气宽中和胃，既散风寒，又理气滞，是治疗外感风寒兼气郁的"胃肠型"感冒的药食两用物品。生姜也长于外散风寒、发汗解表，内温肺胃、止咳和中，与紫苏同用，既增强温散之力、又提高和中之效。如民间就有"上床萝卜下床姜，不用医生开药方"的养生谚语。也就是说早晨起床后喝点姜汤、姜茶，早饭小菜吃点鲜姜丝、腌姜片，有振奋阳气、提神醒脑、散寒除湿、温暖脾肺的保健作用。红糖则温中和胃、和营止痛，同时又调和药味、中和辛辣味苦的药汁，使本方成为甘甜适口的饮料。三者均为药食两用物品和食材，合用即有解表和中之功效。另外，本方作用缓和，对病情轻浅者最为适宜；紫苏还有理气安胎的作用，故妊娠感冒而属寒者也常选用本方。

【附方简介】本方附方有三：

1. **姜糖茶**（《医学文选》） 生姜3~5片开水冲泡，加红糖适量，搅匀热服。

2. **姜葱糖水（饮）**（《中国药膳学》） 生姜片、葱白根，加水稍煎，调入红糖、趁热一次服。

此两方功用均同上方，但作用较弱。

3. **五神茶**（《惠直堂经验方》） 生姜、苏叶、荆芥、薄荷各10g，茶叶

6g，沸水冲泡，或微煎取汁，加红糖30g化开，代茶饮用。此方发汗解表之力较上方要强。

葱豉茶与葱豉饮

【来源】《本草纲目》《太平圣惠方》

【原料】"葱豉茶"：葱白7根，豆豉10g。"葱豉饮"：葱白3根，淡豆豉15g，荆芥5g，薄荷30叶，栀子5枚，石膏（打碎）60g，茶末10g。

【制法与用法】明代医药学家李时珍《本草纲目》的"葱豉茶"，以上两味放入茶杯中，沸水冲泡代茶饮。宋代官修方书《太平圣惠方》的"葱豉饮"，先煎除茶末外的物品，去渣取汁，再下茶末煎5分钟，分2次温服。

【适用人群】"葱豉茶"辛温发汗解表，适于急性呼吸道感染，属外感风寒轻证，或风寒感冒初起阶段，如鼻塞声重，或鼻痒喷嚏，流涕清稀，喉痒咳嗽，或伴有发热恶寒、无汗、头痛、苔薄白、脉浮紧等的治疗或调理。"葱豉饮"疏风宣肺、散寒清热，适于急性呼吸道感染，属表寒里热感冒的治疗或辅助治疗，即所谓"寒包火"证，临床以既见发热恶寒、无汗、头痛、肢体酸痛之风寒表证，又见咽痛、痰稠、舌红苔黄之里热证为主证。

【组方诠解】"葱豉茶"中的豆豉为药食两用物品，李时珍说："黑豆性平，作豉则温。既经蒸罨，故能升能散，得葱则发汗……"配以葱白发汗通阳解表，虽辛温却不燥，虽发散而不烈，且无过汗伤津之弊端，用治外感风寒轻证，或初起的风寒感冒最为适宜。

"葱豉饮"中的葱白发汗解表、祛风散寒，配伍辛散的淡豆豉、荆芥，作用增强，其效更优；薄荷、栀子、石膏疏风、清热、泻火。茶既能解表、祛风发汗，又能清火、降火，如《本草纲目》言：茶"能轻发汗而肌骨清"，《中国医学大辞典》载：茶"最能降火"，故方中加入内外皆治的茶最为恰当；同时，茶在各味煎好后取汁再稍稍煎煮，仍有清香之味，饮之沁人心脾，病人乐于接受。综观全方，既祛外寒，又解里热，临床用于素体热盛或肺有痰火，复感风寒之邪的寒包火证。

【使用注意】上两方对表虚多汗者均不宜使用，也禁与蜂蜜同服。

香薷茶

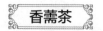

【来源】《太平惠民和剂局方》

【原料】香薷10g，厚朴、白扁豆各5g。

【制法与用法】上物洗净，厚朴剪碎，白扁豆炒黄捣碎，三者同放入保温杯中，以沸水冲泡，盖严温浸一小时后，代茶频饮。

【适用人群】功能祛暑解表、化湿和中；适用于夏季乘凉饮冷、感受寒湿的病证，如夏季发生的急性呼吸道感染、急性胃肠炎，中医所谓夏月感冒，即阴暑证，出现发热恶寒、头痛头重、无汗，或四肢倦怠、腹痛吐泻，苔白腻、脉浮等的治疗或调理。

【组方诠解】方中主药香薷为药食两用物品，有"夏月麻黄"的别称，既可解表散寒、又能祛暑化湿；厚朴苦辛温，行气宽中、温化湿滞，以其为辅；白扁豆亦为药食两用物品，味甘性平，健脾和中，兼以利湿消暑，是为佐药。三者合用，共奏散寒解表、化湿和中之功，主治夏月感冒。

午时茶

【来源】《中国医学大辞典》

【原料】苏叶450g，防风、羌活、白芷各300g，生姜2500g，连翘、柴胡各300g，桔梗450g，前胡300g，川芎300g，藿香、苍术各300g，山楂、神曲各300g，麦芽450g，陈皮、枳实各300g，厚朴450g，红茶10 000g。

【制法与用法】市售产品，有块状茶、颗粒茶等剂型，每次1~2块（包），开水冲泡，趁热顿服，一日2~3次。

【适用人群】功能辛温解表、芳香化湿、消食和胃；适用于风寒感冒、寒湿阻滞、食积内停的病证，临床以恶寒发热、头痛身痛，胸闷呕恶、纳呆纳减，或脘腹胀闷、呕吐泄泻，苔白腻、脉濡或滑等为主证。本方对伤食感冒及儿童、老人的风寒感冒最为适宜。

【组方诠解】本方源于清代恬素的《集验良方拔萃》（又名《集验良方》《拔萃良方》），方中苏叶、防风、生姜及羌活、白芷辛温解表，羌活、白芷又兼以止痛；连翘、柴胡辛凉透解热邪，连翘并能清食火；桔梗、前胡宣肺止咳，川芎有良好的祛风止痛作用，与防风及羌活、白芷等合用，可治外感头痛身痛。藿香、苍术芳香化湿、健脾和胃，藿香兼以发表、止呕，苍术又能祛风、止痛。山楂、神曲与麦芽合称"三仙"，消食开胃，是治疗食积、食滞证的必用之品。陈皮、厚朴、枳实理气导滞、通降胃气。红茶既能解表，而尤长于消食。以上配伍得当，虽说味数较多，却各有其用，共奏辛温解表、芳香化湿、消食和胃之功，临床常用于伤食感冒的治疗。由于儿童脾胃本虚，发育不足；老人体衰，脾胃亏损，因此感冒后极易夹湿停食，或原本就有食积内停、寒湿阻滞，若再感冒也易形成外有风寒、内有食积湿阻的病证。所以本方尤其适于儿童、老人风寒感冒的治疗。

川芎芥穗露

【来源】《中药制剂汇编》

【原料】川芎100g，荆芥穗200g。

【制法与用法】上物共研粗末，加水同煮，蒸馏，收集饱和芳香水10 000ml。每次服20ml，一日3次。

【适用人群】功能祛风止痛；适用于外感风寒头痛，如急性呼吸道感染、慢性鼻炎、偏头痛等所致偏正头痛或巅顶作痛伴有恶寒发热、鼻塞流涕、苔薄白、脉浮紧等的辅助治疗。

【组方诠解】川芎味辛性温，常用于感受风邪引起的头痛、身痛及风湿痹痛的治疗，有良好的祛风止痛作用。本方以川芎为主，配合荆芥穗，既能疏散上部风邪，增强祛风止痛的作用，亦能解表，兼以祛除风寒病邪，因此临床上可用于外感风寒头痛证的治疗或辅助治疗。

【附方简介】本方附方有二：

1. 川芎茶调散（《太平惠民和剂局方》）　川芎、荆芥各120g，羌活、白芷、甘草各60g，细辛30g，防风45g，薄荷240g，共研细末，每服6g，清茶调下，一日2次。亦有市售川芎茶调散、丸（颗粒），每次1～2包（袋），或按说明，清茶冲服或送服，一日2次。

2. 菊花茶调散（《医方集解》）　由方一加菊花、僵蚕各60g而成。

此两方与上方一样，均有疏散外风的功效，都能治疗外感风邪引起的头痛。但上方与方一所治头痛，以偏于风寒证者为宜，并且方一的作用要强于上方；方二则常用于治疗头痛而偏于风热证者。

桑叶菊花茶

【来源】《常见病的饮食疗法》

【原料】桑叶、菊花、薄荷、生甘草各10g。

【制法与用法】上物开水冲泡，代茶饮。

【适用人群】功能疏散风热、清热利咽；适用于风热感冒，如急性呼吸道感染引起发热、微恶风寒、头痛目赤、咽喉肿痛、咽痒咳嗽，舌红苔薄黄、脉浮数，或合并急性泌尿系感染兼见小便短赤涩痛，即风热感冒兼见热淋等的治疗或调理。

【组方诠解】方中桑叶、菊花具有协同作用，为治疗风热表证的常用药对，二者既能疏散卫表风邪，也能清泄肺中邪热，而且长于清头目、利咽喉。另外，桑叶尚具润肺止咳之效，菊花还有清热解毒之功。因此两者同用，是治疗外感风热所致的发热、头痛、目赤、咳嗽等症的良药。薄荷味辛性凉，擅长外散风热、透汗解表，也能清头目、利咽喉，可明显增强桑、菊宣散风热之力。甘草生用，一者解表利咽，治咽喉肿痛，二者清小肠实火，疗小便短赤涩痛。上四味均为药食两用物品，合用即具辛凉解表之功，同时也能顾及在上清解、在下清利，所以可用于风热感冒头痛较甚、目赤咽痛、出汗不多、或小便短赤涩痛等病症的治疗。身热较甚、出汗较多者，原方去薄荷；咽痛不重、或无小便短赤涩痛者，可去生甘草。

【附方简介】本方附方有三：

1. **菊花茶**（《时珍国医国药》）　菊花5g，开水冲泡，代茶饮。

2. **桑菊薄竹茶**（《实用食疗方精选》）　桑叶、菊花各10g，薄荷6g，白茅根10g，淡竹叶15g，上五味洗净，放入茶壶内，沸水沏泡10分钟，代茶饮。

此两方功用均同上方，但方一偏于清解上焦头目风热；方二重在清利下焦，导火下出。

3. **薄荷茶**（《太平圣惠方》）　薄荷30片，石膏30g，麻黄2g，生姜3片，党参5g，共为粗末，水煎取汁，代茶饮用。此方有辛凉透表、宣肺止咳、益气补虚的作用，主治气虚之人或老少体虚病人的风热感冒，症状基本同上方，而重在发热头痛、咽喉肿痛、咳嗽不爽等表现。

【使用注意】疏散风热、治疗感冒宜用黄菊花；平肝抑阳、清肝明目宜用白菊花。

清热止嗽茶（饮）

【来源】《慈禧光绪医方选议》

【原料】霜桑叶、菊花、炙枇杷叶（包）各6g，酒黄芩3g，鲜芦根10g（干品减半），陈皮3g，焦枳壳4.5g。

【制法与用法】上物除枇杷叶布包、纱布包外，余者共制粗末，水煎取汁，代茶温饮。

【适用人群】功能疏散风热、清泄肺热、止咳化痰；适用于外感风热并肺热所致咳嗽等的治疗或辅助治疗，如身热不解、咳嗽、咳痰黏稠色黄、口渴、咽痛、大便干结、舌尖红苔薄黄、脉数或滑数。

【组方诠解】方中桑叶、菊花辛凉解表、疏散风热；枇杷叶苦泄清肺，还能止咳化痰；黄芩、芦根清解肺热，芦根兼以生津护咽；陈皮、枳壳理气化痰。因此本方既能解表，又可清肺，还兼以止嗽，临床可用于外感风热并肺热所致的咳嗽，即表证未罢，又及于里，表里同病，相当于西医的急性呼吸道感染、急性支气管炎、慢性支气管炎急性发作、急性肺炎早期等病症的治疗或辅助治疗。

芫荽发疹饮

【来源】《岭南草药志》

【原料】芫荽60g，胡萝卜90g，荸荠60g。

【制法与用法】上三味洗净、切碎，加水1200ml，煎至500ml，代茶随意饮，连饮10数次有效。

【适用人群】功能透疹、清热、生津；适用于痘疹初起、邪毒欲透不出而发热、恶风、喉痒、喷嚏、口渴等症。临床常用于风疹、麻疹、痘疹等发病初期的治疗或调理。

【组方诠解】方中芫荽俗称香菜，味辛性温，入肺脾二经，功能发表、祛风、透疹，对于痘疹欲出不畅，无论内服、还是外用熏洗，均有显效。《本草纲目》谓其："辛温走窜，内通心脾，外达四肢，能辟一切不正之气。故痘疹出不爽快者，能发之。"现代研究认为，欲使痘疹透发，必须促进外周循环，使痘疹病毒大量流至皮肤的毛细血管，引起毛细血管的内皮细胞增生、血清渗出，以形成痘疹。痘疹形成后，内脏所受病毒的侵害即相对减轻，全身症状因此就会明显好转。因为芫荽能促进外周循环，所以有助于痘疹的透发。可见本品是透发痘疹的亦食亦药的必备之品。胡萝卜能清热邪、解疹毒，像《岭南采药录》认为："凡出麻疹，始终以此煎水饮，能清热解毒。"民间常在小儿麻疹发热初期，习惯用胡萝卜、荸荠等煎水，给患儿作为日常饮料，以促使疹毒透发，并滋养津液。荸荠又名马蹄，属甘寒之品，一则解毒透疹、生津止咳；二则制约芫荽温散之性。三者均为食材，配合使用，组方严密，使全方更加切合病证。

【附方简介】本方附方有三：

1. **红萝卜荸荠茶**（《家庭食疗手册》） 红萝卜、荸荠各200～400g，洗净，加水煎汤代茶饮、不拘时服。此方功用均同上方，但透疹之力稍弱。

2. **二胡茶**（《常见病中医临床手册》） 芫荽60g，胡萝卜100g，切碎，水煎取汁，代茶饮。

3. **芫荽蝉蜕薄荷饮**（《全国中草药汇编》） 芫荽、蝉蜕各6g，薄荷3g，水煎取汁，代茶饮。

此两方基本同上方，但养阴生津之力不足。相比较而言，方三的透疹作用要强于上方。

黄芪杞菊茶

【来源】《健康与生活》《甘肃药膳集锦》

【原料】黄芪、枸杞子、黄菊花各10g，冰糖少许。

【制法与用法】前三味洗净，放入茶壶中，加1000ml沸水冲沏，盖上盖子焖10分钟后放入冰糖调味，代茶饮用。亦可先将前两味加水1200ml，大火煮沸，转小火煎煮10分钟，再将菊花放入，大火煮沸后熄火5分钟，加入适量冰糖调味，代茶饮用。

【适用人群】功能补益脾肺、益精养血、疏散风邪。适用于年老体弱或脾肺气虚体质之人预防急性呼吸道感染、过敏性鼻炎。亦用于气虚兼血虚感冒所致头痛目胀、身有微热，或有恶寒，及精神不振、身体疲乏、食欲不振、头晕目涩等不适的调治。

【组方诠解】本方为作者自拟习用方，收录于《健康与生活》《甘肃药膳集锦》等书刊。方中黄芪为可用于保健食品的物品，味甘、性温，归脾、肺二经，既补气又升阳，可补脾益胃、强健肺卫，现代研究证明，黄芪有提高机体抗病能力和抗疲劳的作用，适用于脾胃气虚、肺卫不足引起的神疲乏力、食欲不振、消化不良与体虚易患感冒的病证。枸杞子、菊花为药食两用物品，冰糖属食品。枸杞子味甘性平，具有益精、养血、明目的作用；黄菊花味甘性凉，具有散风、清热、止痛的作用；冰糖味甜矫味。三者合用，具补脾益肺、益精养血、疏散风邪之功，既用于感冒的预防，又可改善感冒的不适。

（三）药酒药膳方选

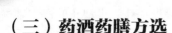

荆芥豉酒

【来源】《百病中医药酒疗法》

【原料】荆芥10g，豆豉250g。

【制法与用法】上二味洗净晾干，用酒750ml煎5～7沸，去渣取汁，收贮备用。随个人量稍热饮之。

【适用人群】功能辛温散寒解表；适用于风寒感冒，如急性呼吸道感染所致恶寒发热、无汗、鼻塞、流涕、喷嚏、苔薄白、脉浮紧等的治疗或调理。

【组方诠解】豆豉宣散表邪，既用于外感风寒，也用于外感风热，主治由此而引起的发热恶寒、头痛身痛、苔薄白、脉浮的病证。因豆豉配用了辛温解表的荆芥，同时两者是用辛散通阳的白酒煎煮，故本方具有辛温散寒解表之功，用治风寒感冒有效。

葱豉黄酒

【来源】《偏方大全》

【原料】带须葱30g，淡豆豉15g。

【制法与用法】先将淡豆豉放砂锅内，加水一小碗，煎煮10分钟，再把洗净切断的葱放入，继续煎煮5分钟，然后加黄酒50ml，待煮沸后停火，立即出锅。一日2次，趁热顿服。

【适用人群】功能辛温解表，兼以除烦、温中；适用于急性呼吸道感染而证属外感风寒并里虚寒的病证，如素体脾胃阳虚或原有脾胃虚寒证的风寒感冒，表现发热恶寒、头痛、无汗、虚烦、呕吐、泄泻、苔白滑、脉浮紧等症的治疗或调理。

【组方诠解】方中淡豆豉宣散表邪，配用了辛温通阳的连须葱与黄酒，共奏辛温散寒解表之功，是针对表寒而设。但淡豆豉性凉，又能清热除烦，则是针对郁热扰神虚烦不得眠的病证而设；黄酒功同白酒而升散力弱、温中力大，又是针对里寒证而设。三者合用即有辛温解表、除烦温中的作用，可用于风寒感冒而属表里皆寒、里有虚寒的病证的治疗。

【附方简介】本方附方有二：

1. **葱豉酒**（《本草纲目》） 葱根、豆豉适量，浸酒中，微微煎煮，去渣取汁，顿服。此方功用均同上方，唯解表之力稍强而温中之力不足。

2. **姜糖酒**（《药物与方剂》） 生姜100g，白糖200g，黄酒1000ml，生姜切碎，与白糖、黄酒同置容器内，盖紧浸泡一周后使用。每服10～20ml，早晚各服一次。此方功用基本同上方，但无除烦之功，却具暖胃止呕、散寒止痛之效。临床既用于风寒感冒轻证的治疗，也用于脾胃虚衰所致纳食减少、胃中冷痛、呕吐清稀以及妇女血寒引起痛经、月经不调等病证的治疗。

桑菊酒

【来源】《药酒验方选》

【原料】桑叶、黄菊花各30g，薄荷10g，杏仁30g，桔梗20g，连翘30g，芦根35g，甘草10g。

【制法与用法】上物捣碎，用米酒1000ml浸于瓶中，封口，5天后去渣取汁，备用。每次15ml，早晚各1次。

【适用人群】功能疏散风热、宣肺止咳；主治外感风热证或风温初起，像发生于冬春季节的急性呼吸道感染、流行性感冒、急性气管炎、慢性气管炎急性发作而以咳嗽、身热为主的病证，如发热、微恶风寒、头痛咽痛，咳嗽咳痰、痰稠色黄，舌红苔薄黄、脉浮数等的治疗或辅助治疗。

【组方诠解】方中桑叶、菊花辛凉解表、疏散风热，桑叶兼以清肺止嗽；薄荷协助桑、菊以疏散风热，杏仁、桔梗宣肺止咳；连翘清热透表，芦根清热生津护阴；甘草调和诸药，且与桔梗相合以利咽喉。本方实为清代著名医学家吴鞠通《温病条辨》的"桑菊饮"，但桑菊饮以水煎煮，而本方却以米酒浸泡药物取汁服用。二方功能、主治基本相同，但因本方为酒剂，虽取其辛散透表、宣肺之功而主治外感风热证或风温初起以身热、咳嗽为主的证候，却因酒温散的缘故，所以身热较甚或咽痛较重或目赤肿痛者则不宜服用。

胡荽酒

【来源】《太平圣惠方》

【原料】胡荽150g。

【制法与用法】上药细切,以酒两大盏,煎沸,浇胡荽上,加盖密封,不令气出,候冷去滓,微微从项以下,喷洒于全身,勿喷面部。

【适用人群】功能发汗透疹;主治痘疹欲出不能。临床可用于麻疹、水痘等因外受风寒引起的疹出不透等的治疗或调理。

【组方诠解】胡荽即芫荽,辛温,入肺脾二经,擅长发汗透疹。本方以胡荽为主药,同时以热酒浸之,然后喷洒全身外用,因酒也属辛温,同时经过加热,故温散之力大增,全方辛香走窜,令毛孔开张,使毒邪从汗而解。因此可治小儿痘疹欲出不能的病证。像宋代太医院编《圣济总录》、明代医学家王肯堂《证治准绳》、北宋医药学家掌禹锡等编《嘉祐本草》等医方、本草书中都有类似治法,民间应用也比较普遍。

【使用注意】由热毒壅盛而非外感风寒所致的疹出不透禁用本方。

肉桂末酒

【来源】《费氏食养三种》

【原料】肉桂末6g。

【制法与用法】肉桂末,酒浸二日,温服。

【适用人群】功能散寒通脉止痛;适用于感寒浑身疼痛,如急性呼吸道感染所致属风寒感冒头痛身痛、妇女经期感寒全身疼痛等的治疗或调理。

【组方诠解】肉桂辛温,通脉止痛,以酒浸泡,温服之,其温通之力大增,并兼具解表散寒之功。现代研究证实,肉桂含挥发油,油的主要成分是桂皮醛,而桂皮醛有解热作用,桂皮油尤其是其中的桂皮酸钠有扩张血管、增强血液循环作用。因此可治感寒所致的浑身疼痛。

菊花防风独活酒

【来源】《太平圣惠方》

【原料】菊花15g,防风、独活、萆薢、茯苓各60g,杜仲120g,肉苁蓉、熟附子、桂心各60g,钟乳粉120g,当归、黄芪各60g,山茱萸、石斛各60g。

【制法与用法】将以上各物粉碎,盛于绢袋,置于瓷瓶或玻璃瓶中,注入20L白酒,密封,春夏季浸7天,秋冬季浸14天。每日饮3次,一次饮一小杯。

【适用人群】功能祛风除湿、散寒止痛;适用于风湿性关节炎、类风湿关节炎、增生性关节炎、痛风等，即中医所谓痹证初起或陈年痹证复感新邪，即感寒受湿，腰背下肢疼痛的病证，如恶寒发热，腰背下肢重着酸痛、遇寒加重，食少形瘦，舌黯苔薄腻、脉浮或濡或紧等的治疗或辅助治疗。

【组方诠解】本方又名"菊花酒"。方中菊花既可与防风、独活疏散风寒湿邪，亦可通脉止痛，是全方的主药。如现代研究证实，菊花制剂有明显的扩张冠状动脉作用，并能增加血流量；近年来，单用煎剂或与理气活血药同用治疗冠心病心绞痛均有良效。萆薢、茯苓淡渗除湿；杜仲、苁蓉与附子、桂心、钟乳粉通脉散寒止痛，杜仲、苁蓉还可温阳补肾。黄芪、茯苓和当归益气养血，当归尚能活血止痛。山茱萸酸涩敛阴、石斛甘寒养阴，二药是因全方多为辛散、温散之品，恐伤阴耗液而设。酒味辛性温，能散邪，也能通脉止痛。全方合用共奏祛风胜湿、散寒止痛之功，临床可用于素体阳虚、感寒受湿所致的浑身尤其是腰背下肢疼痛痹证的治疗。

【使用注意】方中附子虽有较好的镇痛作用，但因其含有剧毒成分乌头碱，故应注意使用制附子，且不可过量，非医学背景读者需在中医师指导下使用。

二、泻下通便类茶饮与药酒药膳方

（一）概述

1. **概念** 泻下通便类药膳是指具有通利大肠、促使排便为主要作用的茶饮、药酒等药膳。

2. **适应证** 主要适用于便秘证的治疗或调理，部分作用较强的方剂也具荡涤实热、攻逐寒积、消食导滞之功，因而可作为实热结滞、寒积腹痛及宿食积滞的治疗或辅助治疗。

3. **应用** 便秘，即大便秘结不通，是指排便间隔时间延长，或排便间隔时间虽不延长但排便困难的病证。便秘属里证，治宜泻下通导、促使排便。泻下通便法简称"下法"，为古代汗、吐、下逐邪三法之一，也是中医治病"八法"之一。由于便秘常因实热积滞、气机郁滞、瘀血阻滞，或气虚、阳虚、津血亏损引起，因此泻下通便类药膳相应地就有清热润肠通便、顺气导滞通便、活血化瘀通便及益气调中、温润通便、生津补血通便的不同。本类方剂可通过泻下通导、促使排便，以改善或消除大便秘结不通或排便困难的病症。临床除便秘外，也可作为实热积滞高热、神昏、便秘，或寒积腹痛，及宿食积滞脘腹胀痛、厌食恶心、大便泄泻臭秽的治疗或辅助治疗。泻下通便类药膳具有刺激肠道，引起肠蠕动或缓泻的作用，因此不仅可消除肠内积粪，而且还能排除肠道的毒性分解物；而对于整体，则能抗菌、消炎、中和毒素，调整体液循环，调整神经系统及全身其他系统，所以可以用于各种便秘，如功能性便秘、全身衰弱致排便动力减弱引起的便秘、肠神经官能症、肠道炎症恢复期肠蠕动减弱引起的便秘，肛裂、痔疮、直肠炎等肛肠疾患引起的便秘以及药物引起的便秘等，另外亦用于感染性疾病、精神分裂症等的治疗或辅助治疗。

4. 常用药材与食品 泻下通便类药膳以柏子仁、杏仁、桃仁、火麻仁、黑芝麻、蜂蜜以及松子仁、核桃仁、牛奶、猪脂、麻油、菠菜等润下的药材、药食两用物品与食材最为常用。

5. 应用注意事项

（1）表证未解，而里实未成者，不宜用泻下之法，否则会引起病邪内陷；表未解而里实已成者，应先解表，后攻里泻下，或表里双解，但不宜单用泻下剂。

（2）本类方剂专为攻邪而设，应得效立止，不应久用，否则易于损耗正气。

（3）攻下、峻下剂的作用较强，经期、孕期及产乳期妇女应忌用，年老体弱者也当慎用，必要时可与补益之品配伍，以求扶正祛邪之功。

（二）茶饮药膳方选

生军茶

【来源】《黑龙江中医杂志》

【原料】生大黄4g。

【制法与用法】上药以沸水冲泡5分钟，加白糖适量，代茶频饮。

【适用人群】功能通便泻热；适用于功能性便秘，中医所谓热结便秘，如大便干结、小便短赤，或有身热、口干口臭、腹胀或痛、舌苔黄燥、脉滑数等的治疗或调理。

【组方诠解】本方所治之证即古人所谓"阳结"证，肠胃积热是其主要病机，常因热邪结滞胃肠，或热病余邪未清、耗伤津液、肠道干涩而发病。正因为大便秘结、热无出路，故全身可有身热、口干等热证表现。治宜通腑清热、泻下通便。方中仅大黄一味，大黄又名"将军"，味苦性寒，入胃肠等经，有通便泻热的作用。现代研究认为，大黄产生泻下作用的有效成分是蒽醌苷，作用原理是刺激肠壁、增进推进性肠蠕动。临床实践证明，大黄泻下作用的大小快慢与诸多因素有关，主要有以下三种：一是大黄的炮制与否，生者泻力快而强，熟者泻力缓而弱。二是一次性用量的大小，应用大剂量，即1～5g时出现泻下，应用小剂量，即0.05～0.3g时则出现便秘，小剂量时是由于所含鞣质的收敛作用掩盖了含量过少的泻下成分的作用所致。三是同等量服用时间的长短，若短时间内一次性使用较大量的生军，则泻下作用快而猛；反之，较长时间内多次地服用少量的大黄，则泻下作用较为缓和。由于本方用量是大剂量，制法是生用，服法是用水冲泡、代茶长时间的饮服，是根据大黄的特性而设计，其既有泻下作用，又不使其过之，因此对阳结而病情不重者，用后泻下清热通便而又不伤正气。

【附方简介】本方附方有一：

番泻叶茶（《实用中医内科学》）　番泻叶3～6g，开水冲泡，代茶饮用。此方功用均同上方，唯效力稍逊。

橘杏茶

【来源】《杂病源流犀烛》

【原料】橘皮、杏仁各10g。

【制法与用法】上物加水煎煮15分钟，去渣取汁，加少许白糖或蜂蜜，代茶饮服。

【适用人群】功能顺气导滞通便；适用于功能性便秘、肠神经官能症，中医诊断气滞便秘，如排便困难、大便干结或不干、嗳气频作、胁腹痞闷胀痛、苔薄腻、脉弦等症的治疗或调理。

【组方诠解】本方所治之证，多因情志不遂、或久坐少动、或跌仆损伤、或虫积肠中等致使气机郁滞，引起大肠传导失职，糟粕内停而发生。故治当顺气导滞通便。本方原为丸剂，治气滞便秘疗效肯定，今改为茶饮，疗效依然。方中均为药食两用物品，橘皮顺气导滞、通腑降浊；杏仁既降肺，也通大肠，因富含脂肪油，故有润肠通便的作用；蜂蜜也有润肠缓泻之功，诸味合用既能顺气导滞，又可润肠通便，因此主治气滞便秘证。

【附方简介】本方附方有一：

橘皮饮（《云南科技报》）　鲜橘皮、杏仁、丝瓜各10g，水煎15分钟，加少许白糖，代茶频饮。此方功用基本同上方，临床不仅可治气滞便秘，而且也可用于痰湿咳嗽，如咳嗽、咳痰量多、色白或黄、易于咯出、胸闷、胃脘痞闷等症的治疗。

二仁通幽茶（饮）

【来源】《叶氏医案》

【原料】当归尾5g，藏红花1.5g，桃仁9粒，小茴香1.5g，郁李仁6g。

【制法与用法】上物水煎数沸，代茶徐饮。

【适用人群】功能活血化瘀通便；适用于血瘀便秘，如跌仆外伤、或手术后腹部胀满、大便困难、舌黯或有瘀点瘀斑、脉沉涩等的治疗或辅助治疗。

【组方诠解】本方主药有二，即桃仁、郁李仁，桃仁尤其重要，是主药中的主药。桃仁与归尾、红花三味，活血祛瘀通脉；与郁李仁"二仁"均为种仁，富含油脂，有润肠缓泻通便的作用。血液的运行是喜温而恶寒的，故方中又有小茴香以温经散寒通脉。上五味均为药食两用物品，组方合理，共奏活血祛瘀、润肠通便之功，治血瘀便秘有效。

人参黑芝麻饮

【来源】《中华临床药膳食疗学》

【原料】人参5～10g，黑芝麻15g。

【制法与用法】先水煎人参，去渣留汁，然后加入捣烂的黑芝麻及适量白糖，煮沸即可代茶饮用。同时煎煮过的人参药渣还要嚼食。

【适用人群】功能益气调中、润肠通便；适用于功能性便秘，证属气虚便秘，如大便不一定干硬，虽有便意却临厕努挣乏力、大便难于排出、挣则汗出短气、便后神倦乏力、懒言少语，舌淡苔白、脉弱等的治疗或调理。

【组方诠解】方中人参大补元气、补脾益肺，可促进大肠传导之力；黑芝麻滋补肝肾、润肠通便，可帮助大便顺利排出；白糖既可补脾益中，又能润肺通肠。方中人参、黑芝麻为药食两用物品，白糖为食材，三者合用，具益气调中、润肠通便之功，临床可用于病后、产后及年老体弱而证属气虚证的便秘的治疗。

决明苁蓉茶

【来源】《中国药茶》

【原料】决明子、肉苁蓉各10g。

【制法与用法】决明子炒熟研碎，与苁蓉一起沸水冲泡取汁，加蜂蜜适量，代茶饮服。

【适用人群】功能温润通便；适用于功能性便秘，中医所谓阳虚便秘，如大便干或不干、排出困难、腹中冷痛、小便清长、四肢不温、面色青白、舌淡苔白、脉沉迟等的治疗或调理。

【组方诠解】本方所治之证，古称"冷秘"、也叫"阴结"，是肾阳不足、阴寒内生、留于肠胃、阴气固结、阳气不运，致使肠道传导无力所致。治宜温润通便。方中以肉苁蓉为主药，既能补肾壮阳、又可润燥通便。决明子为药食两用物品，具通便之功，像现代研究证实，决明子含有蒽苷类物质，有缓泻作用；其叶也有缓泻作用，可替代番泻叶来使用。蜂蜜润肠通便。三者合用温补肾阳、润肠通便，故治阳虚便秘有效。另，肉苁蓉、决明子都有比较明显的降低血压的作用，因此本方也可用于高血压病的治疗或辅助治疗。

四仁通便茶

【来源】《滋补保健药膳食谱》

【原料】杏仁、柏子仁、松子仁、火麻仁各9g。

【制法与用法】上物共捣烂，开水冲泡，加盖焖泡10分钟，代茶频饮。

【适用人群】功能补虚润燥通便；适用于功能性便秘，中医诊断阴津亏虚之便秘，如大便干结、或如羊屎状、口燥咽干、形体消瘦，或见潮热盗汗、五心烦热，舌红少苔、脉细数等的治疗或调理。

【组方诠解】本方所治病证多为老年性便秘与妇女产后便秘，常因年高津液虚亏，或生产、哺乳阴津损耗，致使肠道干涩、大便失润所致。治宜补虚润肠通便。方中四物皆为种仁，柏子仁为可用于保健食品的药材，其余三者皆为药食两用物品，均具补虚润肠之功，火麻仁更有通便导下的作用。四药合用养阴生津、润肠通便，临床可用于阴津亏虚型便秘，如老年人习惯性便秘、产后便秘及热病恢复期便秘等症的治疗。

奶蜜饮

【来源】《中国药膳学》

【原料】黑芝麻25g，蜂蜜、牛奶各50ml。

【制法与用法】黑芝麻捣烂，用蜂蜜、煮好的牛奶调匀，清晨空腹饮。

【适用人群】功能养血滋阴、润肠通便；适用于功能性便秘，中医所谓阴血亏损便秘，如产后血亏、老人血虚而大便干结、面色淡白无华、心悸健忘、头晕目眩、舌淡、脉细等的治疗或调理。

【组方诠解】方中主药黑芝麻，既可养血，又能润肠，配合补血养阴的牛奶与润肠通便的蜂蜜，三者共奏养血滋阴、润肠通便之功，主治阴血亏损便秘。

【附方简介】本方附方有二：

1. 牛乳饮（《温病条辨》）　牛奶250ml，白糖少许。牛奶温火浇沸，加白糖搅匀，再烧开。一日1次，作早餐食用。

2. 黑芝麻核桃茶（《日常食物药用》）　黑芝麻、核桃仁各30g，捣烂，用沸水冲服。

此两方功用均同上方，但作用稍弱，相比较而言，方一养阴作用强于方二，方二补血功力长于方一。

（三）药酒药膳方选

秘传三意酒

【来源】《松崖医径》

【原料】生地、枸杞子各500g，火麻仁300g。

【制法与用法】上物切碎或碾碎，以绢袋盛好、扎口，放入白酒3500ml浸泡一周，过滤，随个人酒量一日饮数次。

【适用人群】功能养阴生津、润肠通便；适用于功能性便秘，证属阴虚便秘，如大便干结，数日一行，口燥咽干，形体消瘦，舌红少苔、脉细数等的治疗或调理。

【组方诠解】方中生地味甘苦、性寒凉，有养阴生津、清热凉血的作用；枸杞子味甘性平，滋肾养阴、益精明目；火麻仁既有滋阴养血的作用，可增强生地、枸杞子的补虚功力，又有润肠通便的功能，对阴虚肠燥便秘有独特的疗效。生地为可用于保健食品的药材，枸杞子、火麻仁为药食两用物品，三味合用养阴生津、润肠通便，对中老年人肝肾虚亏、阴津损耗的大便干结、形体消瘦、眼目干涩、耳聋耳闭、口干心烦等症最为适宜，临床上常用于老年习惯性便秘的治疗。

桑椹酒与桑椹醪

【来源】《中国医学大辞典》《偏方大全》

【原料】鲜桑椹1000g。

【制法与用法】"桑椹酒"：将桑椹捣汁，煎过，同酒曲200g，糯米5000g，如常法酿酒；酒制成后，不拘时候，徐徐饮之。"桑椹醪"：桑椹洗净、捣烂、以纱布绞汁，将汁与糯米500g按常法煮焖成干饭，待凉，加入酒曲适量，拌匀，发酵成酒酿；酒酿做成后，每日适量，佐餐食用。

【适用人群】功能养血滋阴通便；适用于功能性便秘，所谓血虚便秘，如大便干结、耳鸣目暗、头晕目眩、心悸失眠、舌淡、脉细等的治疗或调理。

【组方诠解】桑椹即桑树的果穗，产区俗称"桑果子"，为药食两用物品，味甘甜，性微寒，功能养血滋阴为主，兼以润肠通便。像清代医学家王士雄《随息居饮食谱》说桑椹"滋肝肾、充血液"，明代医药学家缪希雍、兰茂《神农本草经疏》《滇南本草》也说："桑椹甘寒……为凉血补血益阴之药"、桑椹"久服黑发明目"。而民间常以桑椹或桑椹为主，煎膏或泡酒治疗阴血不足的各类病症，如一般性体弱、神经官能症、高血压、眼底病、贫血等。上两方作为治便秘方，临床对血虚便秘、或阴血亏损便秘是有效的。另外，桑椹酒与醪滋补作用较强，度数也低，适宜老人、妇女服用。

猪脂酒

【来源】《圣济总录》

【原料】猪脂如半鸡子大。

【制法与用法】先以酒700ml微煮沸，然后放入切碎的猪脂，再煎1～2沸，取适量温服。

【适用人群】功能滋阴养血、润燥通便；适用于功能性便秘，中医诊断阴血亏损便秘，如大便硬结，几日不行，口干形瘦、毛发干燥、虚劳咳嗽、舌干红、脉细或细数等的治疗或调理。

【组方诠解】本方主药猪脂味甘咸，性平微寒，功能滋阴补血、润燥通便，对于形体消瘦、口干燥咳、皮肤皲裂、大便燥结等病症都有较好的疗效。由于猪脂是生的动物油脂，各种制法都不宜溶解被人体利用，而本方在脂溶性溶媒酒中煮沸，因此易于溶解，便于服用。临床上，猪脂酒可用于阴血亏损所致的形体虚弱、容颜憔悴、皮肤毛发干燥粗糙、虚劳咳嗽及大便燥结不通的治疗。

【附方简介】本方附方有一：

猪膏酒（《备急千金要方》） 猪膏70g，生姜汁100g，白酒300ml。前二味慢火煎煮，候减半，入白酒再煎沸，过滤，分成三份。每日早、中、晚饭前各温服一份。此方与上方基本相同，相比较而言，因方中加入了开胃健脾的生姜，故补养效力更易发挥；同时生姜尚有温阳散寒的作用，因此还可治疗胁肋胀满、筋脉挛急的肝劳虚寒证。

吴茱萸根浸酒

【来源】《圣济总录》

【原料】吴茱萸根30cm，陈皮70g，麻子仁50g。

【制法与用法】先捣陈皮、麻子仁为泥，拌入切碎的吴茱萸根，然后用白酒1000ml浸一宿，慢火微煎，去渣，贮瓶备用。每次饮1/5，空腹温服，一日2次。

【适用人群】功能温中补虚、顺气导滞；适用于功能性便秘，证属中焦虚寒所致气虚、阳虚便秘证，如身体虚羸、脘腹冷痛、呕吐涎沫，大便虽非干硬，却排出困难，挣则汗出短气，舌淡嫩、脉沉迟无力等的治疗或调理。

【组方诠解】本方所治病证，乃中焦虚寒、气化无力、气机因虚阻滞，致使大肠传导失职引起的便秘。治宜温中补虚、促其气化，顺气导滞、帮助排便。方中吴茱萸根味辛苦、性热，功能温中补虚、顺气导滞；陈皮理气降浊；麻子仁润肠通便。三者合用温中行气、润肠通便，主治体质虚弱、产后、术后等中焦虚寒、气虚无力推动大便运行的便秘。

桃花酒

【来源】《备急千金要方》

【原料】桃花蕾30g。

【制法与用法】桃花研碎，用黄酒500ml浸一周。每次饮服30ml，一日2次。

【适用人群】功能活血化瘀通便；适用于功能性便秘，中医诊断血瘀便秘，如腹部胀满疼痛、大便干或不干、但排出困难，舌有瘀点瘀斑、脉沉涩等的治疗或调理。

【组方诠解】方中主药桃花具活血散瘀之功，古人多以本品煮粥、泡酒，以和血悦颜，使面容姣好；今人也以桃花或桃花为主来治疗面黯黑斑与黄褐斑等。正因为桃花有活血的作用，同时以温通血脉的黄酒浸泡，因此本方就可用于血瘀便秘的治疗。

【附方简介】本方附方有一：

桃仁酒（《太平圣惠方》）　桃仁120枚（去皮尖及双仁）捣碎，研细，以少量酒绞取汁，边研边绞，至桃仁尽，放入锅内，用水煎煮，以色黄如饧为度。每服1小盏，一日2次。此方功用均同上方，但活血作用、润肠之力均强于上方，治血瘀便秘疗效也是肯定的。

三、清热解毒类茶饮与药酒药膳方

（一）概述

1. **概念**　清热解毒类药膳即指具有清热泻火、凉血解毒作用的茶饮、药酒等药膳。

2. **适应证**　主要适用于里热证的治疗或调理。

3. **应用**　本类作用的药膳适宜于各种里热证。里热证的本质是"阳热内盛"与"阴虚内热"。如外感六淫可变为里热证，即外感火热、暑湿之邪，或寒湿之邪入里化热；而五志过极、实邪郁滞亦可化火，这些均为里实热证，亦即"阳盛则热"。像劳损淫欲，久病不愈，阴精亏耗，阴不制阳，虚火即可内生，这又属虚热证，亦即"阴虚则内热"。里热证常有发热喜凉、口渴饮冷、面红目赤、烦躁多言、小便短赤、大便干结、舌红苔黄、脉数等表现。同时根据其病程表现有在气分、血分之异，病位有在脏、在腑之殊，病种亦有火热、温毒、暑湿之分，但就大的方面来说，是可以分成"阳盛则热"实热证、"阴虚则内热"虚热证两大类。治疗根据《素问·至真要大论》的"热者寒之""寒之而热者取之阴"的原则立法，选用寒凉清热或滋阴清热的药、食组成清热方剂，这属于"八法"中的"清法"与"补法"。

临床根据治法与方剂作用的不同，清热解毒类药膳可分为以下六种：

（1）清气分热：适用于温热病热在气分，表现为高热、烦躁、口渴多饮、汗出较多、苔黄、脉洪大滑数等症。

（2）清营凉血：适用于温热之邪入营、入血，表现为高热烦躁、神昏谵语、吐衄发斑、舌绛脉数等症。

（3）清热解毒：适用于瘟疫、温毒、特别是疮疡疔毒等症。

（4）清脏腑热：适用于热邪偏盛某一脏腑所产生的发热之证，如治心烦失眠、口舌生疮、舌红脉数，或热淋涩痛者即为清心泻火药膳；治头痛眩晕、目赤口苦、耳聋耳肿、胁肋疼痛、脉弦数者即为清肝平肝药膳；治口渴多饮、胃脘灼热、呕吐嘈杂、消谷善饥，或牙龈肿痛、齿衄、口臭者即为清胃泻火药膳；治咳嗽气促、咳痰黄稠，或胸痛发热、咳吐脓血腥臭，或咽喉肿痛、声嘶音哑者即为清泻肺热药膳；治腹痛泄泻、大便黄糜臭秽，或便下赤白脓血、里急后重、肛门灼热者即为清肠泻肠药膳。

（5）清热祛暑：适用于感受暑热或暑湿，表现为身热烦渴、汗出、身重、体倦等症。

（6）清退虚热：适用于热病后期邪热未尽、阴液已伤所致的暮热早凉、舌红少苔，或肝肾、肺肾阴液亏损引起的骨蒸潮热、低热不退、盗汗、脉细数等症。

4. 常用药材与食品　清热解毒类药膳以紫花地丁、石膏、佩兰、生地、金银花、蒲公英、马齿苋、鱼腥草、竹叶、栀子、藿香、香薷、荷叶，以及西瓜、苦瓜、丝瓜、绿豆、扁豆、茶叶、大蒜、槟榔等药材、药食两用物品与食材最为常用。

5. 应用注意事项

（1）注意辨清"热象"的真假。真热假寒者，可用本类方剂；真寒假热者，则不可误用清热解毒类药膳。

（2）要用"治热以寒，温而行之"之法服用本类药膳。因病为热证，原本以寒治之，但"热"证与"寒"性药、食为异气，为避免异气格拒引起恶心、呕吐，故寒凉性质的药膳应趁热或稍稍加热后使用。

（3）用寒远寒，防止寒凉伤阳损胃。阳虚之体、胃弱之人若患热证，应慎用寒凉之品，以免伤阳损胃。

（二）茶饮药膳方选

石膏乌梅饮

【来源】《外台秘要》

【原料】石膏150g，乌梅20枚。

【制法与用法】石膏敲碎，纱布包裹，与乌梅煎煮，去渣取汁，调入白蜜，代茶频饮。

【适用人群】功能清热泻火、生津止渴；适用于外感寒邪，入里化热，或温邪传入气分所致的气热伤津证，如中暑、流感、流脑、乙脑等病症的壮热不已、心烦口渴、面赤恶热、大汗出、脉洪大等的治疗或辅助治疗。

【组方诠解】方中主药石膏为矿物含水硫酸钙的天然矿石，味辛甘、性大寒，擅清肺胃之火，能退热、除烦、止咳，是清解气分实热的要药。现代研究证实，石膏煎剂对动物实验性发热及人体都有明显的解热作用，因其机制是抑制发热中枢，同时也有抑制发汗中枢的作用，所以说是解热却不发汗，因此尤其适于高热患者。像感冒、流感、流脑、脊髓前角灰白质炎、丹毒等诸多发热性疾病的中期，即高热期，用石膏或以石膏为主配伍其他清热解毒药，就有可靠而稳定的解热作用。乌梅酸平、生津止渴，用于口渴多饮的治疗；蜂蜜甘平、润肺补虚，用于肺胃津亏燥热的治疗，二者在方中均为佐使之药，蜂蜜尚可矫味，便于患者服用。三者合用，全方共奏清热泻火、生津止渴之功。临床应用本方以中暑、流感、流脑、乙脑等病症出现高热（体温39℃以上）、大汗、大渴及脉洪大为依据。

【附方简介】本方附方有一：

石膏茶（《太平圣惠方》）生石膏60g，紫笋茶末（上等绿茶）3g。先把石膏敲碎，加水500ml，煎取250ml，再以煎汁冲泡茶末，代茶温饮。一日1～2剂。此方功用均同上方，唯生津润肺之力稍稍不足。

银花绿豆茶

【来源】《常见病验方选编》

【原料】银花30g，绿豆15g，生甘草3g。

【制法与用法】水煎代茶饮。

【适用人群】功能清热祛暑、解毒消肿；适用于暑疖的预防与治疗。

【组方诠解】疖肿是发生于皮肤、形小而根浅的一种急性化脓性疾患，现代认为是金黄色葡萄球菌侵入皮肤毛囊或皮脂腺引起。而暑疖则是其中一种，即发于酷暑季节的疖肿；其发病机制是感受暑湿，因湿性郁遏、暑热不得外达，故郁闭气血、气血壅滞、腐血坏肉，由此即可发生本病；治宜清热祛暑、解毒消肿。方中主药金银花为清热解毒的要药，对金黄色葡萄球菌等病菌均有明显的抑制作用，可用于痈肿疔毒的治疗；绿豆清解暑湿，是治暑病的绝好食品，在方中起辅药的作用；生甘草具清热解毒之功，与金银花有协同作用，是佐使之药。银花、生甘草属药食两用物品，绿豆是食材，三味共奏清热祛暑、解毒消肿之功，临床既用于暑疖初期、化脓期的治疗或调理，也用于复发性暑疖的预防。

银花地丁茶

【来源】《百病中医自我疗养丛书·乳房疾患》

【原料】金银花、紫花地丁各30g。

【制法与用法】紫花地丁制成粗末，与金银花一起水煎代茶饮。

【适用人群】功能清热解毒、消肿散结；适用于乳痈初起、热毒较甚、红肿热痛等的治疗或辅助治疗。

【组方诠解】乳痈俗名"奶疮"，西医称为"乳腺炎"，是葡萄球菌经乳头破裂处或乳管口侵入乳腺组织引起的急性化脓性疾患，中医认为多因七情所伤，或产后饮食不洁、过食腥荤厚味、胃肠热盛、热毒壅滞而成，也常因乳头皲裂、畸形、内陷与乳汁郁结而诱发；初起乳房肿痛、结块或有或无、皮肤或白或红，伴有发热、寒战，如肿块增大、啄痛或跳痛则是内已酿脓，溃破后脓出稠厚，一般容易收口；临床常用疏肝、清胃、解毒、通乳之法内治，也可用药膏外敷，化脓后则宜切开排脓。方中银花、地丁苦寒清热，为广谱抗菌中药，对葡萄球菌、溶血性链球菌、痢疾杆菌等均有较强的抑制作用，是治疗痈肿疮毒的常用药物；由于地丁尚有辛味，辛能散能通，因此本方就具有较强的清热解毒作用，同时还有散结消痈的功能。临床上对乳痈初起红肿热痛较重，或有结块、扪之坚硬者，就可用本方治疗或辅助治疗。

【附方简介】本方附方有二：

1. **蒲公英茶**（《全国中草药汇编》）　蒲公英60g，制成粗末，水煎，代茶饮。

2. **野菊花茶**（《百病中医自我疗养丛书·乳房疾患》）　野菊花15g，沸水冲泡，代茶饮服。

此两方功用均同上方，但效力较弱。

板蓝银花茶

【来源】《中国药茶》

【原料】板蓝根30g，金银花10g，薄荷5g。

【制法与用法】上三味共制粗末，水煎，代茶饮。

【适用人群】功能清热解毒、疏风消肿；适用于痄腮腮部肿胀、疼痛，或伴发热、头痛等的治疗或辅助治疗。

【组方诠解】痄腮又名"发颐"，即西医所说的由病毒引起的"流行性腮腺炎"，因其常因外感风邪，温毒壅阻少阳经络致使气滞血瘀而发病，故治疗应以疏风清热、解毒消肿为主，既可服用药物或食用药膳，也可外敷药物。方中主药板蓝根有抗病毒的作用，临床常与大青叶等合用治疗病毒引起的发热性疾病。银花性寒能清热，是清热解毒的要药，可助板蓝根清解之功；薄荷味辛能散邪，也可散结，在方中既疏散风温毒邪，又散解壅结肿胀，二者是辅佐之药。板蓝根为药材，金银花、薄荷属药食两用物品，三者合用，共奏清热解毒、疏风消肿之功，可用于痄腮初、中期，表证不重，热毒壅结，局部肿痛，或有发热头痛等的治疗或辅助治疗。

【附方简介】本方附方有一：

忍冬夏枯草茶（《常见病验方研究参考资料》）　忍冬藤30g，蒲公英15g，夏枯草30g，玄参15g，共为粗末，水煎代茶饮。此方与上方比较消肿散结之力较强，却无疏风解表之功，常用于痄腮中期肿胀疼痛较甚等病证的治疗或辅助治疗。

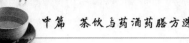

马齿苋槟榔茶

【来源】《百病饮食自疗》

【原料】马齿苋、槟榔各10g。

【制法与用法】上物水煎，去渣取汁，代茶温饮。

【适用人群】功能清热利湿、调气导滞；适用于湿热痢或湿热泄泻而腹痛、下痢赤白、里急后重、肛门灼热、小便短赤、苔黄腻、脉滑数等的治疗或辅助治疗。

【组方诠解】方中主药马齿苋清热解毒，可治痢疾与泄泻，如痢疾的下痢脓血、腹痛、里急后重等单用或合用均有效，另外也可治单纯腹泻及肠炎腹泻等。槟榔既可行气导滞，以除里急，又能燥湿止痢或燥湿止泻，是为辅药。本方马齿苋为药食两用物品，槟榔属食材，虽说仅有二味，但因能清热解毒、燥湿止痢（泻）、行气导滞，故可治疗或辅助治疗像细菌性痢疾、阿米巴病、慢性非特异性溃疡性结肠炎及肠炎、肠结核、肠功能失调等属湿热型的病证。

【附方简介】本方附方有二：

1. 马齿苋藕汁饮（《保健药膳》） 鲜马齿苋、鲜藕各500g洗净、捣烂、绞汁，调入白糖化开。每服200ml，一日2~3次。此方比上方凉血止血作用较强，但行气导滞作用不足，可用于湿热痢热重于湿、或便下脓血较多病证的治疗或辅助治疗。

2. 治痢速效茶（《家用良方》） 槟榔、细茶各9g。细茶用盐炒过，与槟榔加水共煎取汁，不拘时服。一日1~2剂。此方功用基本同上方，唯药力稍差。

连梅止痢茶

【来源】《普济方》

【原料】胡黄连、乌梅肉、灶心土各等份。

【制法与用法】上物共研为末，每次取3~5g，以茶叶（多用绿茶)5g煎汤，候温送服。一日2次。

【适用人群】功能清热燥湿、收敛止泻；适用于久泻、久痢而腹痛绵绵，大便带有黏液或有脓血、或下鲜血，虚坐努责，发热口黏等的治疗或辅助治疗。

【组方诠解】方中主药胡黄连功同治痢、止泻名药黄连，而较黄连作用更优，如近代医学家张山雷《本草正义》说："胡黄连之用，悉与川连同功。惟沉降之性尤速，故清导下焦湿热，其力愈专，其效较川连为捷。凡热痢脱肛、痔漏疮疡、血痢血淋、溲血泻血及梅毒疳疮等症，湿火结聚，非此不能达病所……"乌梅肉、灶心土二味，其作用一者可制约胡黄连过速之沉降，二则于清泻之中寓有收敛而起到收敛止泻的作用。另，乌梅味酸收敛止血、灶心土温中收涩止血。茶叶除有清热解毒、燥湿止痢（泻）的作用之外，还可利尿，在方中取"利小便即所以实大便"之意。四者合用，共奏清热燥湿、收敛止泻、止血之功。临床可用于湿热泄泻、痢疾失治、误治，或湿邪本重，致使病邪难除、久之脾胃正气也伤的病证，即泻痢不止、便下脓血、腹痛绵绵、虚坐努责、精神不振、身重倦怠、面色无华、舌淡苔腻、脉濡滑无力等的治疗或辅助治疗。

牙痛茶

【来源】《河南省秘验单方集锦》

【原料】大黄15g，生石膏30g。

【制法与用法】上物同放入杯内，用开水冲泡，一剂可冲泡2~3次。一日1剂，早晚各服1次。

【适用人群】功能清热泻火、止痛；适用于胃火牙痛，如牙痛、齿龈红肿、渗血腐烂，或伴口中臭秽、口渴喜冷饮、便秘溲赤等的治疗或辅助治疗。

【组方诠解】胃火牙痛由胃中酿热化火、或五志六淫化火，邪热犯胃而致。胃火炽盛、熏灼牙龈，气血阻滞、腐血坏肉，故牙痛、齿龈红肿、渗血腐烂；而胃热上冲、饮食酸腐，则口中臭秽；胃热灼津，故口渴喜冷饮、便秘尿赤。治宜清热泻火、止痛。方中大黄、生石膏均为清热泻火之峻品，尤其是大黄其泻火清热之力强而猛，奏效甚快，故有"将军"之称。此外，大黄尚可杀菌，生石膏还有生肌祛腐之功。二者合用，共奏清热泻火、消肿止痛，临床可用于牙宣、牙痛即西医所说的"牙周炎""牙龈炎"等而属胃火炽盛的治疗或辅助治疗。

【使用注意】孕妇与体虚者慎用本方。服用此茶期间，应忌烟酒、油腻煎炒食物。

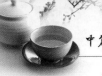

平肝清热茶

【来源】《慈禧光绪医方选议》

【原料】龙胆草、醋柴胡各1.8g，白菊花、生地各3g，川芎1.8g。

【制法与用法】上物共为粗末，加水煎汤，或以沸水冲泡，代茶频饮。一日1～2剂。

【适用人群】功能平肝清热；适用于肝胆火盛所致的目赤肿痛、眵多黏结，或耳痛耳胀、甚至脓耳，而伴有头痛、口苦、口干、口渴、尿赤便秘等的治疗或辅助治疗。

【组方诠解】方中主药龙胆草苦寒，是清泻肝胆实火的首选药物，现代研究有解热、抑菌、降压等诸多作用，被广泛用于肝胆系统炎症、结合膜炎、中耳炎及高血压等病症的治疗。柴胡、生地与菊花为辅药，柴胡疏肝清热，生地、白菊花平肝清肝。川芎属佐使之药，有行气通滞、活血化瘀的作用。诸味合用，有清泄肝胆实火、平肝清热之功，可用于急性卡他性结膜炎、急性化脓性中耳炎、病毒性肝炎、胆囊炎及高血压病等而中医辨证属肝胆实火、肝火上炎型的治疗或辅助治疗。

【附方简介】本方附方有二：

1. **菊花龙井茶**（《偏方大全》）　菊花10g，龙井茶3g。用沸水冲泡5～10分钟，不拘时饮服，一日1剂。功能疏风、清热、明目；主治肝热头痛头胀、目赤肿痛、羞明怕光、眵多黏滞等病证。与上方比较，此方作用较弱，适于较轻的肝热证的治疗或调理。

2. **槐菊茶**（《百病中医自我疗养丛书》）　槐花、菊花、茶叶各3g，沸水沏泡，代茶饮用。此方功用与上方相似，比较而言，其功力强弱介于上方与方一之间。

消炎清咽茶

【来源】《吉林省中药栽培与技术》

【原料】蒲公英、金银花各15g，薄荷6g，胖大海5枚，生甘草6g。

【制法与用法】上物共研粗末，置保温杯中，冲入沸水，盖焖10分钟后，代茶饮服。一日1剂。

【适用人群】功能清热解毒、消炎利咽；适用于急性咽喉炎、扁桃体炎所致的咽喉红肿疼痛、干咳无痰或咯吐黄痰、声嘶音哑，伴见发热，或有恶风、口渴喜饮、大便秘结、舌尖红赤、苔薄黄或黄燥、脉数等的治疗或辅助治疗。

【组方诠解】方中主药蒲公英、金银花清热解毒，善治热毒炽盛的各种病证；薄荷疏风清热，可治未尽之表热；胖大海有清热解毒、润肺利咽的作用，现代药理研究表明，其所含的胖大海素能改善咽喉等黏膜炎症，可减轻痉挛性疼痛，是老少皆知的治疗咽喉疾病的药食两用物品；甘草一可解毒利咽，二能调和诸药。方中各味皆为药食两用物品，诸品合用，共奏清热解毒、利咽消肿、疏风解表之功，用于急性咽喉炎、急性扁桃体炎而中医属肺热炽盛证或肺热兼表热证的治疗或辅助治疗。

【附方简介】本方附方有一：

胖大海茶（《中药大辞典》引《慎德堂方》） 胖大海3枚，生甘草3g，冰糖适量，放入杯中，沸水冲泡10~15分钟后，代茶频饮。此方功用基本同上方，但因清热解毒与解表的相关药物均未应用，而用了养阴润肺的冰糖，所以可用于急性咽喉炎、扁桃体炎恢复期，以及慢性咽喉炎、扁桃体炎的治疗或辅助治疗。

乌梅消暑饮

【来源】《百病饮食自疗》

【原料】西瓜翠衣30g，竹叶卷心30g，莲子心6g，乌梅15g，石斛10g。

【制法与用法】石斛入砂锅先煎，后下诸药共煎取汁，调入冰糖令溶化。代茶频饮。

【适用人群】功能清解暑热、养阴生津；适用于中暑所致的发热、汗出、烦躁、口渴、多饮、溲赤、舌红而少津、脉洪大等的治疗或调理。

【组方诠解】方中西瓜翠衣为绿皮西瓜削去外果皮与残留果肉的中果皮，竹叶卷心即慈竹尚未展开呈卷筒状的嫩叶（味甘苦，性寒凉，有清心热、除暑热之功，可治发热、烦躁、口渴，或口舌生疮、尿少色黄等症），以及莲子心均有清热祛暑之功，尤其西瓜翠衣清暑利尿，可使暑邪从下而去，莲子心既可清暑除烦，又能生津止渴，二者均是暑季常用的清暑泻火的食材与亦食亦药的绝好佳品。乌梅味酸，生津止渴，石斛甘寒，养阴清热。冰糖在方中既可娇味，又能清热利尿。诸味合用，共奏清解暑热、养阴生津之功，可用于中暑阳证气分热盛而兼有阴津亏损病症的治疗或调理。

【附方简介】本方附方有二：

1. **绿豆酸梅茶**（《患者保健食谱》）　绿豆100g，乌梅50g，水煎加白糖适量，晾凉代茶频饮。

2. **瓜皮滑石甘草饮**（《全国中草药汇编》）　西瓜翠衣30g，滑石18g，甘草3g，水煎代茶饮服。

此两方与上方功能基本相同，都可用于中暑的预防与治疗。但方一养阴生津之力较强，方二清暑化湿之功较著。

地骨皮饮

【来源】《备急千金要方》

【原料】地骨皮15g，麦门冬6g，小麦6g。

【制法与用法】上三味加水煎煮，煮至麦熟为度，去渣取汁，代茶频饮。

【适用人群】功能养阴、清热、止汗；适用于阴虚潮热、烦渴、盗汗等的治疗或调理。

【组方诠解】方中地骨皮即枸杞的根皮，味甘性寒，善清虚热，是治疗阴血亏损、阴不制阳引起的潮热、低热、骨蒸发热及盗汗的要药；麦门冬养阴生津、清热除烦；小麦益气固表、宁心止汗。方中地骨皮、麦门冬为可用于保健食品的药材，小麦属食材，三者合用有养阴、清热、止汗的作用，临床可用于感染性疾病后期、肺阴虚病证以及阴虚体质等低烧、盗汗的治疗或调理。

（三）药酒药膳方选

蒲金酒

【来源】《药酒验方选》

【原料】蒲公英、金银花各15g。

【制法与用法】上物以黄酒二杯煎至一杯，去渣候温，分2次份，早、晚饭后各1饮服，药渣敷患处。

【适用人群】功能清热解毒、散结消肿；适用于乳腺炎即乳痈红肿热痛、扪之坚实病症的治疗或辅助治疗。

【组方诠解】金银花又名忍冬，为灌木忍冬的花蕾，以其凌冬不凋，原称

"忍冬""耐冬"，其带叶的茎枝则名"忍冬藤"，也常入药。本方实为元代著名医学家朱震亨（丹溪）《本草衍义补遗》"公英忍冬藤"的变方。方中蒲公英、金银花均为清热解毒、散结消痈的药食两用物品，尤其公英是治疗乳痈的必用之品，如唐代官修《新修本草》说：公英"主妇人乳痈肿"，清代医学家黄宫绣《本草求真》更是明确指出："蒲公英，能入阳明胃、厥阴肝，凉血解毒，故乳痈……为首重焉。缘乳头属肝，乳房属胃，乳痈……多因热盛血滞，因此直入二经，散肿臻效……"单用煎服有效，并可以鲜品捣烂或干品调研外敷。黄酒辛温散瘀，可助蒲、金二药散结消肿。全方共奏清热解毒、消肿散结之功，治疗乳痈疗效是肯定的。

【附方简介】本方附方有二：

1. **葱英酒**（《中国食疗学》）　新鲜公英10g（干者减半），洗净捣烂，用绍兴黄酒250ml煎沸，趁热饮之，服后一小时许，再饮一茶盅连须葱白汤，得微汗出；公英药渣敷患处。

2. **忍冬藤煎酒**（《景岳全书》）　先取一把忍冬叶入盆内研烂，再加酒少许和匀成膏。然后把忍冬藤、生甘草以清水二碗煎至一碗，入米酒一碗，再煎数沸，去渣取汁，分成3份。药膏调敷患处，药酒早、中、晚3次，每服1份。

此两方功用均同上方，但清解之力稍逊。相比较而言，方一消肿散结之功强于上方与方二，方二清热解毒之功强于方一。

黄连酒

【来源】《外台秘要》

【组成】黄连30g。

【制法与用法】用黄连、酒3000ml，煮取900ml，分次服用。

【适用人群】功能清热燥湿、止痢止泻；适用于湿热痢疾而下痢腹痛、里急后重、大便脓血或有发热等病的治疗或辅助治疗。

【组方诠解】方中仅黄连一味，黄连近代应用极广，几乎临床各科都可使用，但清热燥湿、止痢止泻的功用却由来已久，早在晋代就已作为单味特效药广泛使用。现代研究证实，黄连及其主要成分提纯物"小檗碱"即"黄连素"皆有抑菌作用，体外实验证明，其对痢疾杆菌、结核杆菌、金黄色葡萄球菌、溶血性链球菌、肺炎双球菌及白色念珠菌等皆有抑制作用，临床可用于细菌性痢疾和其他肠道感染引起的腹泻、腹痛，外用可用于化脓性感染和眼结膜炎等。本方单用黄连，且以酒来煎煮，是因黄连苦寒，酒煎后能缓和黄连寒凉过度、免伤脾胃阳气之故。像中药饮片中就有“酒黄连”，其炮制目的是与此相同的。另外，酒能行能散，可行气活血，对痢疾之里急、便下脓血等也有治疗作用。总之，本方适用于湿热痢疾如菌痢、阿米巴痢疾以及湿热泄泻如急性肠炎、急性消化不良的治疗或辅助治疗。

连柏栀子酒

【来源】《外台秘要》

【原料】黄柏90g，栀子30g，黄连15g。

【制法与用法】上三物用江米酒500ml煎数百沸，去渣，候凉备用。每次空腹饮20ml，不拘时候，以愈为度。

【适用人群】功能清热解毒、凉血止血；适用于口腔炎、牙周炎、泌尿系感染等而属热毒炽盛型的牙痛、齿龈出血，或口舌生疮、小便短赤涩痛等的治疗或辅助治疗。

【组方诠解】方中黄柏、黄连、栀子皆为清热解毒之常用药品，能通泻上、中、下三焦之火，栀子尚可凉血止血。火热病证原本禁用温散性质的酒，但本方却是药膳酒剂，用酒一是考虑方中苦寒太重，易于伤阳损胃；二是取酒的行散活血之功。因为方中毕竟以苦寒为主，且通过反复煎煮，散瘀作用仍存，升散弊端已除，所以说方中有酒、方名有酒不足为怪，不以为虑。全方共奏清热解毒、凉血、散瘀、止血，临床可用于热证出血的治疗或辅助治疗。

杨梅酒与杨梅醴

【来源】《偏方大全》《百病中医药酒疗法》

【组成】鲜杨梅500g。

【制法与用法】杨梅洗净，加白糖80g，共装入瓷罐中捣烂，加盖，约一周后自然发酵成酒，再用纱布绞汁，加糖或不加糖，即成“杨梅酒”或“杨梅醴”，然后倒入锅内煮沸，待冷装瓶，密闭保存，陈久为佳。作饮料不时频饮。

【适用人群】功能生津止渴、和胃止呕。适用于中暑的预防。

【组方诠解】本方适用于中暑的预防。中暑乃夏日气候炎热、暴热劳作、暑热内袭，或炎暑夹湿伤人，迫汗而出，伤津耗气，骤然发为高热、出汗、神昏、嗜睡，甚至躁扰抽搐的病证。中暑的预防除要注意降温、通风，不要长时间在露天作业之外，还可适当使用防暑药品、清凉饮料，尤其在出现头晕、恶心、乏力等中暑前兆症状时更应注意。方中仅杨梅一味，其味甘酸、性温，有生津止渴、和胃止呕的作用，故以其为主制成的药酒就可预防中暑的发生。如清代医学家张璐《本经逢原》就说："杨梅能止渴除烦……其性虽热，而能从治热郁，解毒"，当代叶桔泉教授《食物中药与便方》等也有杨梅浸酒服预防、治疗中暑的记载，说明本方预防中暑的疗效是肯定的。

四、温里散寒类茶饮与药酒药膳方

（一）概述

1. **概念** 温里散寒类药膳是指具有温里助阳、散寒通脉作用的茶饮、药酒等药膳。

2. **适应证** 适用于中焦脾胃虚寒所致的脘腹冷痛、呕吐泄泻、身倦乏力、手足不温、口淡不渴等病证，以及阳虚血弱感寒引起的手足厥冷、肢体痹痛、痛经闭经、寒疝腹痛、冻疮阴疽等病证的治疗或调理。

3. **应用** 寒证有表里之分，表寒证宜辛温发散，已在解表散邪类药膳中叙述；里寒证宜温里助阳、散寒通脉。里寒证在临床上，有因素体阳虚，或久病、劳倦伤阳，阳虚生寒、寒从内生引起；也有因外感寒邪、留滞经脉，或过食生冷饮食、寒邪入伤脾胃，阴盛则寒所致。因此里寒证的治疗，均以温里散寒而立法。但因寒为阴邪、易伤阳气，故寒邪侵袭人体也多导致阳气不足，所以本类药膳除以温热药、食为主外，常需配合补养阳气的食品或药材。本类药膳是根据《黄帝内经》"寒者热之""虚则补之""阴病治阳"，及《神农本草经》"疗寒以热药"等原则立法，属于"八法"中的"温法"。由于本类药膳对神经、内分泌、循环、消化等系统多具有兴奋作用，能增强全身功能活动，旺盛新陈代谢，改善血液循环，帮助消化吸收，因此常用于各种功能低下及功能衰减病症的治疗或调理。另外，本类药膳也常兼有解除痉挛、扩张血管、调节子宫功能、镇痛、抗风湿、强心、升压等作用，所以应用十分广泛。

4. **常用药材与食品** 温里散寒类药膳以药食两用的调味品如生姜、干姜、高良姜、胡椒、花椒、茴香、丁香、肉桂等最为常用。药材方面常用吴茱萸、胡芦巴、桂枝、艾叶等。食材方面多用红茶、黑茶、普洱茶、红糖、羊肉、狗肉等。因为酒味辛性温，有温里散寒、疏通血脉的作用，所以温里散寒类药膳以酒剂等药膳较为多见。

5. 应用注意事项

（1）使用温里散寒类药膳，首先应辨明寒热病证的真假，对真热假寒的热厥证绝对禁用。

（2）温里药膳多为温热之品，应遵循"用温远温""用热远热"的原则，不仅禁用于热证，而温热之地区、炎热之季节也应慎用。

（3）温里药膳性质燥烈，阴虚证应忌用，气虚和失血患者也当慎用。

（二）茶饮药膳方选

糖蜜红茶饮

【来源】《药膳食谱集锦》

【原料】红茶5g，蜂蜜、红糖适量。

【制法与用法】红茶放保温杯中，沸水冲泡，盖盖泡焖10分钟，调入蜂蜜与红糖。趁热频饮，饭前用，一日3剂。

【适用人群】功能温中补虚，和里缓急；适用于中焦脾胃虚寒疼痛，如脘腹隐痛、喜温喜按、面色无华、四肢不温、苔白滑等的治疗或调理。

【组方诠解】方中主药红茶乃全发酵茶，因色泽乌黑油润、沏出的茶色红鲜亮而得名。红茶不同于绿茶之清热止泻、青茶之降脂减肥、黑茶之除腻消食，而是暖胃散寒，因其可使胃肠功能兴奋、运动加强、分泌增多，故对于胃肠功能低下、消化力弱的病证尤为适宜，也可作为饭前饮料以开胃助运。如英国人的下午茶、广东人酒楼喝茶，大都用的是红茶。蜂蜜、红糖味道甘甜，甘能补中，亦能缓急，对中焦脾胃虚性疼痛有补益止痛的作用；红糖性温，与红茶一样在方中起温阳散寒止痛的作用。三者合用，名曰"饮"、实为"茶"，共奏温中补虚、和里缓急之功，临床多用于胃、十二指肠溃疡而中医诊断为中焦脾胃虚寒证的治疗或调理，也可用于脘腹、胞宫受寒所致的脘腹冷痛、痛经、经闭的治疗或辅助治疗。

【附方简介】本方附方有二：

1. **生姜和胃茶**（《中外技术情报》）　又称"生姜茶"，由生姜3片、红茶适量组成。二味共置杯中，以开水冲泡3～5分钟，趁热饮服。一日1～2剂。功能温中散寒、和胃止呕，主治胃寒脘腹冷痛、呕吐清稀等病证。此方与上方比较，无补中作用，却有和胃降逆之功，故主治症除有脘腹冷痛外，以呕吐清稀为辨证要点。

2. **红糖胡椒茶**（《常见病验方研究参考资料》）　红糖1.5g，胡椒1.5g，茶叶3g。红糖炒焦、胡椒研碎，与茶叶共用沸水冲沏，随意饮用。此方功用均同上方，但相比较而言，补虚益中作用稍弱，温中散寒作用较强。

【使用注意】上述三方都可用于胃、十二指肠溃疡的治疗，但因上方、方二的蜂蜜、红糖可致泛酸，故对作酸及有痰湿者则不相适宜，可少用或不用；方一的生姜辛辣，刺激性较强，可改用炮姜，一则温中力缓不暴，二则还能止虚寒出血。

丁香陈皮饮

【来源】《十便良方》

【原料】母丁香3个，陈橘皮1块。

【制法与用法】上二味水煎，代茶温饮。

【适用人群】功能温中散寒、行气止呕；适用于胃寒呕吐，如呕吐时作、吐物清冷、遇寒加重，或脘腹冷痛、面白肢冷、口淡不渴，或呃逆声微、形寒气弱、胸闷脉迟等的治疗或调理。

【组方诠解】方中仅丁香、陈皮二味，两者皆为药食两用物品，丁香味辛性温，入脾胃等经，既能温中止痛、也能止呕止呃，可广泛用于胃寒呕吐、呃逆及脾胃虚寒、脘腹冷痛等病证的治疗。因方中所用为母丁香，是丁香的果实，故其下气止呕止呃的作用强于公丁香——丁香的花蕾。陈皮味辛而苦，性质温燥，功能行气健脾、降逆和胃，临床常用于脾胃气滞所致的脘腹胀痛、不思饮食与脾胃气机逆乱、或痰湿阻滞引起的呕吐、呃逆等病症的治疗。二者合用，共奏温中散寒止痛、下气止呕止呃之功，临床可用于急性胃炎脘腹冷痛、呕吐清稀，慢性胃炎胃脘疼痛、腹胀、嗳气，及膈肌痉挛呃声低微、形寒肢冷的治疗或调理。

【附方简介】本方附方有一：

陈皮红枣饮（《生命时报》）　红枣（去核）3枚，橘子皮1块。上二味水煎，代茶饮服。此方功用基本同上方，但上方温散止痛之力较强。此方尚具补脾益中之功，故此方主要用于中焦脾胃虚寒引起的呕吐、胃痛、腹胀、嗳气等的治疗或调理。

党参黄米茶

【来源】《饮食疗法》

【原料】党参15～30g，炒大米30g。

【制法与用法】上二味加水四碗煎至一碗，代茶温饮，隔日1剂。

【适用人群】功能健脾暖中止泻；适用于脾阳虚衰所致的泄泻，如大便溏泄、或完谷不化、肠鸣腹痛、食少倦怠、形寒肢冷、舌淡苔白、脉虚弱或沉迟等的治疗或调理。

【组方诠解】方中党参、大米皆为味甘、性平之品，有健脾益气、促进脾运的作用，可用于脾胃虚弱所致的纳差腹胀、久泻久痢、精神不振、全身乏力等病证的治疗；而大米炒黄则改变了其性质，使性平者变为性温，一则可温暖中焦，二则可增强燥湿止泻之功。因此全方共奏健脾暖中止泻之功，可用于单纯性消化不良，急、慢性肠炎等而属脾阳虚衰、阴寒内盛所致的泄泻的治疗或调理。

【附方简介】本方附方有一：

黄米红糖艾叶饮（《日常食物药用》） 炒大米10g，红糖10g，艾叶15g。上三味水煎，稍晾温，一次服完，一日1剂。此方功用与上方基本相同，但上方益气健脾之力强于此方，此方温中散寒止痛作用胜于上方，故此方主要用于饮食生冷、夜卧受凉所致的脘腹冷痛、泄泻清稀等病证的治疗或调理。

姜艾红糖饮

【来源】《百病饮食自疗》

【原料】生姜6g，艾叶6g，红糖15g。

【制法与用法】前二者洗净，生姜切片，与红糖加水一起煎煮，取汁代茶饮。

【适用人群】功能温经散寒止痛；适用于血寒或血虚寒凝痛经，如经前或经期小腹冷痛、喜热喜暖，月经量少、色黯、有块，或有面色青白、畏寒肢冷，舌暗红、苔白、脉沉紧等的治疗或调理。

【组方诠解】方中艾叶是妇科疾病的常用药材之一，如明代医药学家倪朱谟《本草汇言》说："艾叶，暖血温经，行气开郁之药也……若入服食丸散汤饮中，温中除湿，调经脉，壮子宫，故妇人方中多加用之。"因其有温经散寒、止血安胎之功，故可用于月经不调、痛经、崩漏、胎动不安等诸多妇科病证的治疗。红糖既可益气补血，又能散寒化瘀通脉；生姜辛温，可助艾叶、红糖散寒通脉之功。全方合用有温经补虚、散寒止痛的作用，可用于血寒及血虚寒凝痛经的治疗或调理。

【附方简介】本方附方有二：

1. **姜枣花椒饮**（《中国民间疗法》） 亦称"姜枣花椒茶""姜枣花椒汤"，由生姜24g，大枣30g与花椒9g组成。姜、枣洗净，姜切片，枣掰开，同花椒一起水煎，代茶饮。

2. **红糖姜枣茶**（《食物与治病》） 红糖、大枣各100g，生姜15g，水煎代茶饮，不拘时服。

此两方功用均同上方，但因方一用了健脾益气补血的大枣、温经散寒并可燥湿的花椒，方二仅以大枣易艾叶，故上方与方一的温散止痛作用基本相当，方一兼具健脾燥湿之功，临床多用于脾虚湿盛者感寒引起的痛经，方二侧重于益气补血，临床常用于血虚寒凝所致的痛经。

调经茶

【来源】《河南省秘验单方集锦》

【原料】香附150g、枳壳30g，当归、熟地、白芍、川芎各30g，延胡索、莪术、五灵脂、牡丹皮各30g，吴茱萸、小茴香、企边桂、苏叶各30g，藿香、砂仁、茯苓各30g。

【制法与用法】先研小茴香，并过粗罗；然后将除熟地外的另15味药研末、过筛，与小茴香末拌匀。另将熟地加水煎膏，再将以上药末并黄酒60ml加入，搅拌、晒干即成。最后用纱布袋或塑料袋分装，每袋9g，一日1~2次，一次1袋，开水冲泡代茶饮。

【适用人群】功能理气活血、散寒除湿、调经止痛；适用于气滞血瘀、寒湿凝滞所致的月经不调或行经腹痛，如月经后期，经色紫暗、有块、量少，经前或经期小腹疼痛，面色苍青、四肢不温或胫踝肿胀，舌暗或有瘀斑、苔白腻、脉沉迟或沉涩等的治疗或辅助治疗。

【组方诠解】方中共有三组药：香附、枳壳理气解郁，以助血液运行，取血病治气之意；当归、白芍、熟地、川芎即"四物汤"，并延胡索、莪术、五灵脂、丹皮活血化瘀、通其血脉；吴茱萸、小茴香、企边桂（即肉桂，指肉桂加工时，左右两边向内卷曲、中央略向下凹者）、苏叶温经散寒；藿香、砂仁、茯苓化湿除湿。另外，黄酒辛温升散，可助香附、枳壳等以理气，当归、延胡索等以活血。丹皮一则活血化瘀，另则其性寒凉，可防上药辛温太过而耗血伤阴。"四物汤"为补血名方，其在本方的作用也同丹皮，既可补血，也能活血。全方共奏理气活血、散寒除湿之功，故对气滞血瘀或寒湿凝滞型月经不调或痛经均有良好的治疗效果。

（三）药酒药膳方选

姜附酒

【来源】《药酒验方选》

【原料】干姜60g，制附子40g。

【制法与用法】上二味共研细，置净瓶中，以黄酒500ml渍之，封口，一周后开取。每次饭前温饮1～2盅，一日3次。

【适用人群】功能温中散寒止痛；适用于脾胃虚寒所致的脘腹冷痛，如脘腹冷痛、喜温喜按、恶心呕吐、泄泻下利、纳减腹胀、畏寒肢冷、舌淡苔白、脉沉细等的治疗或辅助治疗。

【组方诠解】方中干姜温中逐寒、健胃止痛，如现代研究证实，其有促进血液循环、加速血液流动及刺激肠胃、增加分泌、温暖肚腹的作用。制附子温中散寒止痛，像金代医学家张元素《医学启源》引《主治秘要》说："（附子）去脏腑沉寒，补助阳气不足，温热脾胃"，故可治脾胃阳虚、阳虚生寒、脘腹冷痛的病证。黄酒升阳散寒、通经止痛。三者合用有温中健胃、散寒止痛的作用，临床可用于慢性胃炎、溃疡病、胃下垂、慢性肠炎、慢性非特异性溃疡性结肠炎、慢性痢疾等而以脘腹冷痛为主症、中医辨证属脾胃阳虚型病证的治疗或辅助治疗。

【附方简介】本方附方有三：

1. 红糖醴（《活血化瘀治疗疑难病》）　红糖10g，黄酒500ml，同置小锅内，以小火煮沸，待糖化开后即可。用时稍稍放凉，趁热顿服。此方功用基本同上方，但温散之力不足，补中健胃之力稍强，临床除可用于脾胃阳虚所致脘腹冷痛的治疗外，也可用于妇女经期感寒痛经、产后恶露不尽的治疗。由于此方简单易得、疗效确实，因此在民间应用十分普及。

2. **肉桂酒**（《食鉴本草》） 肉桂20g，用白酒1000ml浸泡半月。每次饮服10ml，一日3次。此方功用同上方，唯药力稍稍不足，临床用于中阳虚衰所致的冷痛轻症的治疗。

3. **温脾酒**（《杂病广要》） 人参（党参亦可）20g，干姜30g，制附子20g，大黄30g，甘草30g。上药制粗末，置于净瓶中，以黄酒500ml浸渍5天，去渣备用。每日早、晚各一次，一次温饮10～20ml。此方健脾益气补中、散寒止痛通便，既可用于脾胃阳虚型脘腹冷痛的治疗，也可用于肾阳虚衰、阴寒内盛、阴气固结、阳气不运致使肠道传导无力而排便困难的"冷秘"（亦称"阴结"）的治疗。

【使用注意】上方及方三因有附子，故阴虚及热证忌用，心脏传导阻滞者、孕妇也当慎用或禁用。同时应注意使用制附子，且不可过量，非医学背景读者需在中医师指导下使用。

人参药酒

【来源】《新编中成药》

【原料】人参（去芦）3360g，黄芪1250g，黄精（制）1000g，鹿角胶85g，淫羊藿、肉桂各100g，高良姜500g，公丁香65g，苍术（炒）、白术（炒）各200g，陈皮750g，莱菔子（炒）200g，红花65g，五味子200g。

【制法与用法】本品制作工艺较为复杂，有市售成品可直接购买饮用。每次10～15ml，一日2～3次，温饮。

【适用人群】功能温中祛寒、补脾益胃；适用于慢性胃炎、慢性肠炎，中医所谓脾胃虚寒所致脘腹冷痛、呕吐泄泻清稀或小便不利、浮肿等而伴有畏寒肢冷、舌淡苔白滑、脉沉迟无力等的治疗或调理。

【组方诠解】本方所治病证属虚寒证，非补则虚证不去，非温则寒湿不除，因此以温（温中祛寒）、补（补脾益胃）立法。方用人参及黄芪、黄精为主药，甘温入脾，以补中益气、强壮脾胃；因虚致寒，虚则补之、寒者热之，鹿角胶、淫羊藿、肉桂及高良姜、丁香温阳散寒、行气止痛，是为辅药；脾虚则生湿，故以甘苦性温之苍、白二术为佐，燥湿健脾。三组药物一补一温一燥，配合合理，再用陈皮、莱菔子行气除胀，以免补药太多壅中呆胃，并兼以消食；气病则血亦病，故以红花和血散瘀；本方以温药、燥药为多，且为药酒中的醴剂，所以又以五味子与白糖、蜂蜜酸甘养阴或甘寒滋阴，以防温燥太过伤阴耗液，以上共为使药。全方共奏温中祛寒、补气健脾之功，主治中焦虚寒所致的各种病证。脘腹痛甚，可加木香、香附；反胃呕吐，去二术，加生姜、半夏，或加豆蔻；下利甚者，白术加大用量、用土炒或米炒，加扁豆、山药；水肿、小便不利，加茯苓、泽泻；上消化道出血、黑便或妇女子宫出血属阳虚证者，可加干姜、艾叶或三七等。

【附方简介】本方附方有二：

1. **党参酒**（《药酒验方选》）　老条党参1只，拍出裂缝，置于净瓶中，用500ml白酒浸泡一周后开取。一次饮服1小盅，早晚各1次。此方功用同上方，但药力不足，而因配伍简单、制作方便、药力持久，故对于老年人脾胃虚寒所致的泄泻清稀、畏寒肢冷者可长期饮用。

2. **灵脾肉桂酒**（《普济方》）　仙灵脾100g，肉桂、黑豆皮、豆豉各30g，陈皮、连皮大腹槟榔3枚，生姜3片，葱白3根。上药均研碎，用布袋盛装，以1000ml黄酒浸泡，然后用灶膛热灰土外煨一昼夜，取出候冷即可饮用。此方功用基本同上方，但兼具温肾作用，行气除胀之力也稍强，临床可用于脾肾阳虚五更泄泻、腹胀腹痛、畏寒肢冷病证的治疗。

四逆酒

【来源】《外台秘要》

【原料】桂心90g，吴茱萸60g，细辛、通草各60g，生姜240g，当归、芍药各90g，炙甘草60g。

【制法与用法】上药以水、清酒各3500ml混合，煮取1800ml。分次温服。

【适用人群】功能温阳散寒、暖中止痛；适用于脾肾阳虚、阴寒内盛所致厥冷疼痛、呕吐泄泻的病证，如四肢厥冷疼痛、精神萎靡不振、呕吐涎沫、下利清谷、脉微等的治疗或辅助治疗。

【组方诠解】本方实为"当归四逆汤"的变方。即当归四逆汤去大枣，桂枝易桂心（桂心即肉桂），复加吴茱萸、生姜而成。当归四逆汤由桂枝、细辛、通草、当归、芍药、甘草与大枣七味药组成，是温经散寒、养血通脉，主治厥阴虚寒、手足厥冷的良方。可见，比起当归四逆汤而言，本方温散、助阳、通脉之力大增。方中肉桂、吴茱萸温肾暖脾、助阳散寒；细辛、通草与清酒（即白酒）散寒通脉止痛；生姜散寒暖脾健胃；当归、芍药补养阴血、敛阴和营，使本方温而不燥，可防温燥太过伤阴耗血；炙甘草调和诸药，并可矫味。上药合用，有温阳散寒、暖中止痛的作用，主治肢冷疼痛、呕吐泄泻、腰腿疼痛及妇人痛经而属阳虚寒盛的病证，如低体温症、慢性胃肠炎、风湿性关节炎、妇女痛经、老人身痛等。

【附方简介】本方附方有一：

酒煮葱白（《食疗本草学》） 连须葱白15g，加米酒一茶杯煮开，分3次服。此方功能同上方，但温散之力不足，通阳作用较强，可用于虚寒肢冷、脘腹疼痛、口唇青紫、阴囊内缩与上提的治疗或辅助治疗。

当归肉桂酒

【来源】《陕甘宁青中草药选》

【原料】当归30g，肉桂6g。

【制法与用法】上药浸入米酒500ml内，过一周开取。每服500ml左右，一日1～3次。

【适用人群】功能活血调经、散寒止痛；适用于妇女血寒月经不调、痛经，如月经错后、小腹冷痛、经色紫暗或有血块、手足不温、舌暗紫、脉迟涩等病证的治疗或辅助治疗。

【组方诠解】本方主药为当归，其属药食两用物品，味甘辛、性属温，甘能补血，辛能通瘀，温可散寒，故其功能就是既补血又和血，临床应用十分广泛，尤以妇科更为常用，有"妇科主药"之称。如妇人经期血滞、胎动不安、临产催生，及产后恶露不尽、大便坚难、儿枕作痛（产后腹痛）等，都可以当归为君来调治。现代研究证实，临床用小量的当归有收缩子宫的作用，可用于产后宫缩不良的治疗，大剂量的当归则有抑制子宫收缩的作用，又可用以治疗痛经等。由于本方用了大剂量的当归（常用量为6～12g），所以可用于月经不调、痛经的治疗。因本方主治病证乃血寒所致的血瘀，故嫌温通之力不足，因此又用了温阳散寒、通脉止痛的肉桂为辅，且剂型选择了酒剂。以上共奏活血调经、散寒止痛之功，可用于血寒所致月经不调、痛经等症的治疗或辅助治疗。

【附方简介】本方附方有二：

1. **红蓝花酒**（《金匮要略》）　红蓝花（又名红花、草红花）20g，以白酒200ml浸泡一周即成。一日2～3次，每次15～30ml，温饮。

2. **当归元胡酒**（《儒门事亲》）　当归、红花、延胡索、制乳香、制没药各15g共捣碎、入布袋内，以白酒1000ml浸泡于容器中，一周后即可饮用。每日早晚各空腹温饮1盅。

此两方功用均同上方，相比较而言，上方温散之力优于方一与方二，方二活血止痛之功却强于上方与方一。

【使用注意】上述三方对痛经伴月经过多者均不宜使用。

调经酒

【来源】《奇方类编》

【原料】当归、川芎各120g，白芍90g，熟地180g，丹皮90g，醋香附180g，延胡索90g，吴茱萸120g，小茴香60g，茯苓、陈皮、砂仁各90g。

【制法与用法】上药入烧酒15L，黄酒10L同煮，放凉备用。每日2次，适量饮用，温服。

【适用人群】功能养血活血、疏肝理气、温经散寒、健脾开胃；适用于月经不调及痛经，如月经后期或前后不定期，经色暗淡、紫暗或有血块、量少，经前、经期、经后小腹或腰部酸痛、冷痛或胀痛，兼见纳差、腹胀等病证的治疗或辅助治疗。

【组方诠解】本方主治血热与肾虚型以外的月经不调、痛经。如月经错后、经色暗淡量少，行经后小腹隐痛或兼腰部酸痛，舌淡暗、脉弱等血虚血涩所致的月经不调、痛经；月经前后不定期、经色紫暗有块量少，经来之前或经期小腹胀痛或兼见乳房胀痛而行经后疼痛减轻，舌暗紫、脉弦涩等气滞血瘀所致的月经不调、痛经；月经后期、经色紫暗有块量少，伴面色苍白，畏寒肢冷，行经期间小腹冷痛、喜温喜热，舌淡胖苔水滑、脉迟涩等血寒血瘀所致的月经不调、痛经。由于女子以肝为先天，诸如血虚、气滞、血寒等均可致月经不调，而行经不畅、不通则痛又会发生痛经，这些又都可引起肝脏疏泄功能失职，肝失疏泄、肝强乘脾，常常可使脾胃功能失调，脾不升胃不降则会出现纳差、腹胀等症。考察临床，女子经病的确多伴有脾胃功能失调的表现，所以说这是符合实际情况的。上述病证治宜养血理气、温经散瘀以通脉、扶脾益胃以健脾。方中当归、川芎、白芍、熟地即"四物汤"，补血养血；丹皮活血散瘀；香附、延胡索疏肝理气，兼以活血；吴茱萸、小茴香温经散寒；烧酒、黄酒温通气血；茯苓、陈皮、砂仁健脾开胃、降胃气、醒脾气。另外，丹皮寒凉，也有防止方中温燥药偏多而易致伤阴耗血的作用。诸药合用，既可补血养血，又能理气、散寒，临床上可用于几乎所有的月经不调、痛经的治疗，所以方名即称"调经酒"。

【附方简介】本方附方有二：

1. **归芪酒**（《中国食疗学》）　当归、黄芪各150g，与红枣100g置布袋内，投入盛有白酒500ml的容器内，加盖密封浸泡一周。一日饮3次，每次10ml，例假前5天开始服用，温饮。

2. **牛膝参归酒**（《四川中药通讯》）　当归25g，红花15g，川牛膝50g，香附25g，肉桂15g，党参25g。上药均切碎，用白酒500ml浸泡一周。早晚各服一次，每次10～20ml。

此两方功能均同上方，但作用稍逊，相比较而言，方一无疏肝理气之功，主要用于气虚血弱型月经后期及痛经的治疗；方二补血养血、扶脾益胃之力不足，主要用于血寒血瘀所致的痛经、闭经的治疗。

【使用注意】血热与肾虚所致的月经不调、痛经等症不宜用上述三首方剂。

橘核药酒

【来源】《中医验方汇选》

【原料】肉桂6g，胡芦巴9g，小茴香15g，橘核、荔枝核、川楝子（盐炒）各9g，青皮9g，牡蛎粉15g。

【制法与用法】上药粉碎，装入瓶中，用高粱酒500ml浸泡一个月，过滤去渣，留液备用。每次10ml左右，一日2次，温饮。

【适用人群】功能温阳暖肝、散寒行气、消结止痛；适用于寒疝腹痛，如疝气偏坠、阴囊肿大、起消无常、少腹痛引睾丸，伴面白唇青、畏寒肢冷、舌淡苔白、脉沉迟或弦等的治疗或辅助治疗。

【组方诠解】疝，俗称"小肠气"，是指腹腔脏器特别是小肠的一部分突出于腹壁、腹股沟，或从腹腔下进入阴囊的不正常现象。此处所治之病即"腹股沟斜疝"，是小肠或大网膜由于腹股沟处腹壁薄弱或缺损而由此膨出或进入阴囊的一种疾病。中医认为本病成因较多，凡劳倦、愤怒、房事不节、感受寒邪等致使阴寒内盛、水湿内停、痰热郁滞、气虚下陷等均可引起，且与任脉与足厥阴肝经有关，而肝肾虚衰、阳虚生内寒，加之感寒受湿，内外皆寒，寒邪凝滞肝脉是最常见的情况。其临床表现除有体腔内容物向外突出的体征外，尚有气痛的表现，故称"寒疝腹痛"。治宜温阳助阳、暖肝散寒、消结止痛。本方即可作为该病证的辅助治法之一，临床应用较为普遍。方中肉桂、小茴香、胡芦巴温阳助阳、散寒止痛，肉桂、小茴香为药食两用物品，胡芦巴是可加入保健品的药材，在西北产地民间多做食材食用。胡芦巴，又名苦豆、香豆子，味苦性温，入肝、肾经，有补肾阳、祛寒湿的功效，《本草纲目》说：胡芦巴"治冷气疝瘕……益右肾，暖丹田"，说明该药是治疝常用药之一。橘核、荔枝核、川楝子理气、散结、止痛。川楝子为性寒之品，用盐炒过可去其寒性，并可增强该药入下焦、止疝痛的作用。青皮疏肝理气，能加强橘核、荔枝核、川楝子等治疝药理气止痛的功力。牡蛎粉软坚散结。全方合用有温阳散寒、行气散结的作用，可用于疝气偏坠、因感寒或劳累即发的病证的治疗或辅助治疗。

【附方简介】本方附方有二：

橘核茴香酒（《长寿》）　橘核、小茴香各适量炒后研成细末，二者等份混匀，每次4~5g，睡前用黄酒调服。

此方功能基本同上方，但功力较差，均可用于寒疝腹痛的治疗或辅助治疗。

【使用注意】上述二方为酒剂，故儿童患者不宜使用。另外，若疝块出现后不能回还，伴有局部疼痛加重、阵发性腹痛，是发生疝块嵌顿的表现，应即刻手术治疗，以免发生疝囊内容物坏死，导致严重后果。

防治冻伤酒

【来源】《陕甘宁青中草药选》

【原料】肉桂9g，干姜18g，炮附子12g，红花18g，徐长卿15g。

【制法与用法】上药粉碎，入容器内，以白酒1000ml浸泡一周后服用。每次8ml，一日2~4次，温饮。

【适用人群】功能温阳、散寒、通脉；适用于冻伤的预防与治疗。

【组方诠解】冻伤也叫"冻疮"，其发病常与素体阳虚和气候寒冷有关，乃阳虚之人被冷风、严寒侵袭，或常人在冷风、严寒的环境中滞留过久，寒伤皮肉、阳气挫伤、气血凝滞所致；病多发于手足、耳郭等远离心脏的部位，患处先是苍白、逐渐变成紫红斑片，自觉灼痛、瘙痒或麻木，甚则溃烂流水成疮，缠绵难愈。本病重在预防，须注意适当保暖及适当活动，治宜内外兼治，内治可服东汉医圣张仲景《伤寒论》的"当归四逆汤"（当归12g，桂枝9g，白芍9g，炙甘草6g，大枣8枚，细辛3g，通草6g，水煎，分2次服，一日1剂）或本方，外用姜汁、辣椒煎汁搽洗患处，或《外伤科学》的"红灵酒"（肉桂、当归各60g，川椒、干姜、红花各30g，细辛、樟脑各15g等，以白酒浸泡制成）涂擦患处。本方以补、温、通三字立法，补，补阳助阳；温，温散寒邪；通，通脉活血。如此则阳气复常、寒邪解除、血脉通畅而营卫周流，这样就可达到预防与治疗冻疮的目的。方中肉桂补助阳气；干姜、炮附子温散寒邪；红花通脉活血，徐长卿长于止痛，与红花合用可祛瘀止痛。白酒既可散寒，也可通脉。诸药合用，温阳、散寒、通脉，临床可用于冻疮的预防与治疗。

【使用注意】炮附子不可过量，非医学背景读者需在中医师指导下使用。

通脉管药酒

【来源】《广西卫生》

【原料】桑寄生、威灵仙各30g，皂角刺15g，七叶一枝花30g，桂枝、党参、黄芪15g，乳香、没药各9g，红花、桃仁、川牛膝各15g，当归尾、走马胎各30g。

【制法与用法】上药以桂林三花酒2.5～3L浸泡三周后即可饮用。一日4～6次，一次20～100ml，以不醉为度，一个月为一个疗程，一个疗程结束后停服3～5天再服。

【适用人群】功能散寒除湿、清热解毒、通阳益气、活血化瘀；适用于寒湿凝滞型或早期的脱疽，如患肢疼痛麻木、皮色苍白冰凉、遇寒遇冷加重等病证的治疗或辅助治疗。

【组方诠解】脱疽又名"脱骨疽"，相当于西医的血栓闭塞性脉管炎和闭塞性动脉硬化症。本方主治病证即属血栓闭塞性脉管炎，该病的发生与长期吸烟、细菌感染、肢体受寒、内分泌失常等有密切关系，这些均可造成中枢神经系统调节障碍，致使患肢血管持续性痉挛，久之即可发生器质性损害、血管内膜增生、血栓形成，使血管管腔狭窄，甚至闭塞，局部因缺血、缺氧而发生一系列病理改变以至坏死、脱落，当继发感染则疼痛加剧。本病通常发生于下肢，早期出现患肢疼痛、麻木，间歇性跛行等，继之肢端温度下降、皮色变白变紫，发生溃疡、组织坏死，溃久则足趾自落。检查可发现足背动脉搏动减弱，甚至消失。中医认为，阳虚感寒是本病发生的重要原因，病变早期属寒湿凝滞或瘀血阻闭，即寒湿邪毒凝滞血脉，阳气不能达于肢端则为"寒湿凝滞"，而寒湿凝滞日久瘀血阻滞、经脉闭塞又为"瘀血闭阻"；中期为湿热壅滞，乃瘀血久郁化热，酿湿化热而成；末期属正气虚弱，辨证多属气血不足或是肾虚。对于寒湿凝滞型，治宜散寒除湿、清热解毒、通阳活血。方中桑寄生、威灵仙散寒除湿、温通经脉；皂角刺、蚤休（即七叶一枝花）清热解毒、消肿排脓；桂枝、党参、黄芪通阳散寒、益气行血；白酒通行气血；当归尾、走马胎、桃仁、红花、川牛膝、乳香、没药活血通络、祛瘀止痛；川牛膝兼能引药下行。一般认为，当归头补血止血，归身补血和血，归尾活血祛瘀。走马胎又名红毛走马胎，是紫牛科植物走马胎的根，具有祛风补血、活血散瘀、消肿止痛的功效，可用于风湿骨痛、半身不遂、跌打损伤、产后风瘫、月经不调及小儿麻痹症的治疗，是南方地区常用的中草药，现已作为中成药的原料药广泛使用。诸药合用，活血祛瘀通络为主，兼以通阳散寒、清热解毒；适用于早期或寒湿凝滞型脱骨疽的治疗或辅助治疗。

五、滋养补益类茶饮与药酒药膳方

（一）概述

1. **概念**　滋养补益类药膳即指具有滋养补益、扶助正气作用的茶饮、药酒等药膳。

2. **适应证**　适用于气血阴阳、肝心脾肺肾等诸种虚证的治疗或调理。实际应用中主要适用于体质虚弱之人的调补或亚健康人群的调理，以及疾病虚证的调治。

3. **应用**　虚证是对人体正气虚弱不足的不良体质、亚健康状态以及疾病临床表现的概括，即所谓"精气夺则虚"（《素问·通评虚实论》）。引起虚证的原因很多，概括起来有先天禀赋不足与后天失调两个方面，但以后天失调为主。如饮食失调、后天不能充养先天，七情劳逸、内伤脏腑气血，房劳过度、耗伤肾脏元真之气，或久病失治误治、损伤正气等，均可导致虚证。虚证无论先天不足，还是后天失养，总不能离开五脏，而五脏又不外乎阴阳气血。通常来说，以气血阴阳为纲，肝心脾肺肾为目，就此虚证的内容就完全可概括其中。滋养补益类药膳属于中医治病八法中的"补法"，像《素问·三部九候论》的"虚则补之"、《素问·阴阳应象大论》的"因其衰而彰之"及"形不足者，温之以气；精不足者，补之以味"等是其立法依据。

由于虚证虚损的内涵及脏腑部位不同，其表现也各不相同，因此其治法也各有所异。目前就虚证而言，常分成气虚、血虚、阴虚、阳虚诸证，而滋养补益类药膳也就有益气、补血、滋阴、温阳药膳的不同：

（1）益气药膳：适用于少气懒言、神疲乏力，或头晕目眩、自汗、易患外感病，活动时诸症加剧，舌淡苔白、脉虚无力等，即肺脾气虚诸证。

（2）补血药膳：适用于面色淡白或萎黄无华、唇甲色淡、头晕目眩、心悸失眠、手足发麻，妇女经少色淡、愆期甚至闭经，舌淡苔白、脉细无力等，即营血亏虚诸证。

（3）养阴药膳：适用于形体消瘦、头晕耳鸣、唇赤颧红、虚烦失眠、潮热盗汗、喘咳咯血、遗精、舌红少苔、脉细数等，即阴虚诸证。

（4）温阳药膳：适用于面色㿠白、肢冷不温、神疲乏力、腰膝酸软、足胫萎弱、少腹拘急、小便清长、舌淡苔白、脉微或沉细等，即肾阳不足诸证。

4. 常用药材与食品　滋养补益类药膳以党参、黄芪、红芪、白术，人参、山药、薏苡仁、白扁豆、甘草、大枣，以及谷米、小麦、大豆；熟地、何首乌、白芍，当归、阿胶、黑芝麻、龙眼肉，以及乌骨鸡、动物肉类、动物肝脏；生地、沙参、麦冬、女贞子，百合、银耳，以及海参、淡菜、水果、蔬菜；仙茅、仙灵脾、巴戟天，肉桂、高良姜，以及羊肉、狗肉、麻雀、虾米等药材、药食两用物品和食材最为常用。

5. 应用注意事项

（1）虚证原因复杂，治疗必须灵活掌握。由于气血相辅相成、阴阳互根、五脏相关，虚证原因复杂，如气虚不能生血、血虚又致气弱，阴虚可以导致阳虚、阳虚又能影响阴虚，脾病可以及肺、肺病又可及肾等。因此对气血阴阳、肝心脾肺肾的虚损不足，治疗必须灵活掌握，像补血常配用益气药，以助气化，阳虚补阳宜辅用滋阴之品，使阳得阴助而生化无穷，肝阴虚证滋养肾阴，即滋水涵木是虚则补其母。

（2）注意脾胃功能，保证后天之本旺盛。如伴脾胃功能不足，应先调理脾胃，或配合理气健脾、和胃消导的药、食，以助运化。而久服、常服补益剂者，也应在药膳处方中加用消导、温中、理气与芳香化浊的药物或食物，以增进纳运，避免壅中呆胃。

（3）辨清虚实真假，勿犯虚虚实实之戒。对"大实有羸状"的真实假虚证不宜用本法治疗。

（4）掌握好扶正与祛邪的辩证关系。如正气已伤而余邪未尽，应先祛邪，或扶正祛邪兼施，使邪去不伤正，而扶正更有利于祛邪。

（二）茶饮药膳方选

人参茶

【来源】《景岳全书》

【原料】生晒参片3g。

【制法与用法】人参薄片，放入保温杯内，加沸水盖盖焖泡半小时，早晨空腹或晚上临睡前温饮之。饮完药汁后嚼食药渣。

【适用人群】功能大补元气、补脾益肺；适用于脾虚泄泻、肺虚咳喘等症的治疗或调补，以及气虚体质如疲乏、气短、自汗等不适的调养。

【组方诠解】本方为民间验方，实际源于明代著名医学家张介宾（景岳）的《景岳全书》。人参为药食两用物品，味甘而性质微温，归脾肺等经，有大补元气、补脾益肺的作用，主治男女一切虚证，尤其适宜于肺脾等脏虚损不足的病证。如肺气虚弱或肺肾不足所致的咳嗽气喘、呼多吸少、不能平卧，或面浮肢肿，类似于慢性支气管炎、老年支气管炎、肺气肿、支气管哮喘、慢性肺心病、结核病、硅沉着病等病症；像脾胃气虚引起的不思饮食、精神不振、久泻久痢、呕吐呃逆，相当于慢性肝炎、慢性胃炎、溃疡病、慢性肠炎、单纯性消化不良、慢性痢疾、神经性呕吐等病症，人参对其都有很好的治疗作用。另外，人参因有强壮五脏、增进功能的作用，用后可增进食欲、增强体力、耐受疲劳、提高工作效率，并使机体反应性增强、加强机体对有害因素的抵抗力，故作为滋补强壮药也有广泛的用途。本方取其补脾益肺、强壮五脏的功效，可用于脾虚泄泻、肺虚气喘的治疗，也可用于年老体弱气虚之人的保健，是一首妇孺皆知的治疗、保健名方。

【附方简介】本方附方有三：

1. **人参茉莉花茶**（市售产品）　由东北老参、黄芪、茉莉花、绿茶组成，制成茶剂。1次1袋，沸水冲泡、或水煎，代茶饮用。

2. **西洋参茶**（《中国药膳学》） 西洋参片2g，开水冲泡，代茶饮。

3. **虫草速溶晶茶**（市售成品） 由人参、冬虫夏草组成，制成颗粒茶。1次1袋，开水冲溶，代茶饮服。

此三方功能基本同上方，主要作为病后体虚康复、年老体弱保健之用。相比较而言，方一、方二温而不燥，凡适宜用人参而不耐温燥者皆可选用。另外，方二尚有养阴之功，也宜于气阴两虚证的调治。方三益气助阳、兼以补肾，主要用于肺肾不足证的调理。

健脾止泻粉（茶）

【来源】《中国药膳学》

【原料】锅焦、炒糯米各1000g，莲子120g，炒白术120g，炒薏米240g，炒白扁豆1000g，陈皮100g。

【制法与用法】莲子去心、蒸熟、干燥，与另六味共为细末。每次6～10g，加白糖、开水调匀成糊状，趁热空腹食用，一日2次。

【适用人群】功能健脾益气、和胃渗湿；适用于老少脾虚泄泻等病证，如形体消瘦、面色萎黄、纳差腹胀、大便稀软，或完谷不化，或泄泻清水、舌淡、脉虚等的治疗或调补。

【组方诠解】本方实为《行箧检秘》中的"玉露霜"，主治老少脾虚泄泻证。脾虚泄泻乃中焦脾胃之气虚衰、运化力弱，脾气不升、精气不布，胃气不降、气滞于中，脾胃不能腐谷消食或水湿停滞引起。因老人气弱、中焦虚衰，常有脾胃虚弱；小儿脾常不足，加之乳食不知自调、脾胃极易损伤虚衰，故脾虚泄泻也多为老少患者。治宜补脾益胃、渗湿止泻。方中锅焦、炒米、莲子益气健脾、和胃止泻，是主药；白术、薏米、扁豆渗湿止泻，并有健脾益胃之功，是为辅药；佐以陈皮和胃降逆、理气健脾；白糖利尿渗湿，取"利小便即所以实大便"之义，为使药。以上糯米、锅焦为食材、食品，白术是可用于保健食品的药材，余者皆属药食两用物品，组方合理，配伍得当，有健脾益气、和胃渗湿的作用，可用于慢性胃肠炎、单纯性消化不良所致泄泻而属脾虚证的治疗或辅助治疗。

【附方简介】本方附方有二：

1. **和脾茶**（《光绪皇帝代茶饮方》） 白术6g，茯苓10g，炙甘草3g，白芍

10g，水煎代茶饮。此方以健脾益气为主、兼以止泻止痛，用于脾虚泄泻、腹中虚痛的治疗。

2. **党参红枣茶**（《家庭食疗手册》） 党参15g，大枣10枚，水煎代茶饮。一日1剂，不拘时温饮。此方补脾益胃、养血安神，除用于脾虚泄泻的治疗之外，也用于气血亏损心悸失眠的调治。

红枣茶

【来源】《中国医药报》

【原料】红枣3～5枚。

【制法与用法】将枣用刀划破，放入茶杯中，沸水冲泡代茶饮。

【适用人群】功能养血安神、健脾益气；适用于内伤肝脾、耗伤营血所致的心悸、失眠，以及脾胃气虚引起的不思饮食、精神不振等病证的治疗或调补。

【组方诠解】方中红枣入药，于处方中常称大枣，为药食两用物品，其味甘、其性温，有很好的补血功力及补脾益气的作用，很适宜于营血亏耗及脾胃气虚者使用。如《本草求真》就说："大枣味甘气温，色赤肉润，为补脾胃要药，一切虚损，无不宜之。"金代著名医学家李东垣《用药法象》也说："温以补脾经不足，甘以缓阴血"，明代药学家贾所学《药品化义》记载："（大枣）养血补肝"。因此红枣既是民间喜食的滋补品，也是临床最常用的补脾、养血良药。本方取其养血安神、健脾益气的效用，主要用于营血亏耗的心烦失眠，如神经衰弱、神经官能症；阴血不足的躁扰失眠、言语失常，像轻型躁狂性精神病、更年期综合征；还有脾胃气虚的不思饮食、精神不振、或吐、或泻，如消化吸收不良的调治。另外，本方也作为久病体虚、年老体弱者滋补强壮之用。

【附方简介】本方附方有一：

花生衣红枣饮（《长寿》） 花生米100g，大枣50g。花生米温水浸泡半小时，取皮，红枣洗净后温水泡发，与花生米皮、连同泡花生米的水一起放入锅内，酌加清水，小火煮半小时，捞出花生衣，加适量红糖即可。一日3次，饮汁并食枣。此方与上方比较，除有补脾、养血之功，尚有止血的作用，故临床既可用于身体虚弱及产后、病后血虚的调补；也能用于吐血、紫斑，如消化道出血、血小板减少性紫癜的治疗或辅助治疗。

黄芪抗霾饮

【来源】《中国中医药报》

【原料】黄芪、党参各10g，升麻6g，枸杞子10g，红枣10枚。

【制法与用法】以上各物水煎，代茶饮，一日1剂。

【适用人群】功能补肺益气、强体固表、抗御霾毒。适用于年老体弱、身体虚衰或易患感冒、感冒后不易痊愈之人预防雾霾天气有害物质侵袭之用。经常使用本方有强健身体、抗御雾霾的作用。

【组方诠解】本方原名"黄芪抗霾汤"，为作者自拟习用方，刊录于《中国中医药报》《健康与生活》《甘肃药膳集锦》等报刊书籍。方中黄芪、党参补肺益气，可使人体护卫体表的卫气强盛，从而发挥卫气顾护体表、预防雾霾入侵的作用。《神农本草经》载升麻"主解百毒，辟温（瘟）疾、障（瘴）邪"，故有祛霾、解毒的作用。本方以补肺强体、抗御雾霾的黄芪、党参、升麻为主，配合养阴补血的枸杞子、益气养血的红枣，故有补肺益气、强体固表、抗御霾毒之功，宜于雾霾天气抗御霾毒使用，亦用于年老体弱、身体虚衰之人预防感冒之用。

【使用注意】感冒发热、头痛或气管炎咳嗽、咳痰者忌用。

龙眼茶

【来源】《随息居饮食谱》

【原料】龙眼肉5～10枚。

【制法与用法】龙眼肉放锅中，隔水蒸熟取出，再放入茶杯中，沸水冲泡，代茶饮用。

【适用人群】功能补益心脾、养血安神；适用于心脾两虚所致的失眠多梦、心悸怔忡、喜忘善忘等病证的治疗或调补，也可作为年老体弱及病后、产后调补、康复之用。

【组方诠解】本方为民间验方，实际源于清代著名医学家王士雄《随息居饮食谱》的"玉灵膏"（一名"代参膏"）。方中龙眼肉又叫桂圆肉，简称圆肉，味甘性温，是益气健脾的要药、养血安神的佳品，属药食两用物品。相比较而言，龙眼肉补血作用比大枣要强，益气之中尚有温阳助阳，既可益气、又能补血，阳生阴长，所以人们赞誉其为大补之品。本方取其补益心脾、养血安神的作用，适用于神经官能症而中医辨证属心脾两虚证的治疗或辅助治疗，也可作为调补、康复之用。另外，龙眼肉又有"益智"的别称，明代云南医药学家兰茂《滇南本草》载："（圆肉）养血安神，长智"，《本草再新》也说："（圆肉）益智宁心"，所以本方在民间也常作为增智药膳而用于气虚血衰的思维迟钝、记忆力差、精神涣散、注意力不集中等的调治。

【附方简介】本方附方有二：

1. **龙眼洋参饮**（《食物与治病》）　龙眼肉15g，西洋参3g，白糖适量，三者均放入碗内，加水少许，置沸水锅内隔水炖半小时至一小时。一日1次，饮用。

2. **龙眼枣仁饮**（《食物与治病》）　龙眼肉10g，酸枣仁10g（打碎布包），芡实12g。先煎芡实半小时，再入前二味继续煮半小时，取出枣仁包，饮汁、食龙眼肉与芡实。

此两方中方一与上方功用基本相同，而方一益气作用稍强，还兼有养阴之功；方二除有养血安神之功外，还有益肾固精的作用，故临床主要用于心阴血虚、虚火内扰，不能下济肾阴，即心肾不交所致的心悸失眠、健忘神倦、遗精滑泄等，类似于神经官能症及性神经衰弱的治疗或辅助治疗。

【使用注意】上述三方，对外感病证、虚火偏旺、停食停饮者均应慎用。

酥油茶

【来源】《茶饮与药酒方集萃》

【原料】酥油150g，牛乳1杯，茯砖茶、精盐适量。

【制法与用法】先用三分之二酥油、盐，与牛奶一起倒入干净的茶桶内，再倒入1～2L熬好的茶水，然后用干净的细木棍搅和5分钟，之后再放入剩余的酥油，再搅和2分钟左右，最后倒入茶壶内加热1分钟左右。上方为1日剂量，不拘时温饮。另外，酥油茶制好后，倒入茶壶内，只需加热、不宜煮沸，倒茶饮用时也需轻轻摇匀，这样才不至茶油分离，使水乳茶油互相交融，制出的茶才美味可口。

【适用人群】功能补益五脏、益气养血、生津止渴、消食提神；适用于病后、产后康复之用，也可作为年老体弱者调补之用。

【组方诠解】本方为作者收集藏民族地区民间验方。方中酥油即以新鲜牛乳提炼而成的奶油，其营养丰富，含有水分、蛋白质、脂肪、碳水化合物及钙、磷、铁、维生素A、胡萝卜素、维生素C、肌醇、多种氨基酸等；其功效，李时珍说："润脏腑，泽肌肤，和血脉"，即有滋补五脏、补助气血、生津止咳的作用；临床可用于形体消瘦、肌肤毛发枯燥、肺痨咳嗽咯血、消渴、便秘等的治疗或调治。牛乳即牛奶，味甘、性平微寒，归肺、胃二经，有益气养血、益胃润肺的作用，主治虚弱劳损、反胃噎膈、消渴、便秘等症。茯砖茶乃经过发酵工艺制成的紧压茶，性质微温，功能侧重于暖胃散寒，在方中既可矫正牛乳凉润之性，又能除腻消食、振作精神。精盐调味，可防酥油滋腻乏味。以上配伍共奏补益五脏、益气养血、生津止渴、消食提神之功，在医疗保健方面，既可作为病后、产后康复之用，饮之能恢复体力、促进疾病康复，对产妇还能增加乳汁，防治便秘；也可作为年老体弱者调补之用，服之可增强体力、振奋精神、增加食欲，使年老者益寿延年、体弱者恢复健康。

【附方简介】本方附方有二：

1. **奶茶**（《茶饮与药酒方集萃》）　牛奶1袋（250ml），茯砖茶、精盐适量。茯砖茶加水煮取茶汁，牛奶煮沸，一同放入碗或杯内，再加少许精盐，代茶饮用。一日1～2次。

2. **牛乳红茶**（《气功药饵疗法与救治偏差手术》）　即方一茯砖茶换成红茶而成。

此两方功用均同上方，唯补养功力稍逊，而制作却简便易行。

八仙茶

【来源】《韩氏医通》

【原料】粳米、粟米、黄豆、绿豆、赤小豆各750g，芝麻375g，细茶500g，炒晶盐30g，干姜30g，花椒75g，小茴香150g。

【制法与用法】以上豆、米、芝麻炒香熟，然后上十一味共制细末，混和，另取小麦面粉适量，炒黄熟，与上十一味细末等分拌匀，瓷罐贮藏。食用时，大枣、胡桃肉、松子仁、白砂糖之类，均可随意加入；每次取上末6～9g（2～3汤匙），白开水冲开食用。

【适用人群】功能益气养血、健脾补肾、温中行气；适用于气血不足、脾胃虚衰所致的倦怠乏力、形体消瘦、皮肤燥涩、纳差腹胀、腹痛腹泻与肾阳虚衰、肾气不足引起的畏寒肢冷、腰膝酸软、易患外感病等的治疗或调补，也可作为中老年延缓衰老之用。

【组方诠解】本方以豆、米、面为主，加上芝麻、茶叶共八味，服法类似于饮茶，故名"八仙茶"。粳米、粟米、黄豆、绿豆、赤小豆、麦面均有补中益气、健脾和胃的作用，粟米、黄豆尚可补肾固元，绿豆、赤小豆兼可渗湿利尿。芝麻养血生精、补益肝肾。茶叶利尿渗湿，以助脾运。干姜、花椒、小茴香温中散寒、行气止痛。炒盐调味。以上各味共奏益气养血、健脾补肾、温中行气之功，由于是气血双补、脾肾兼顾，既补先天，又调后天，因此既可用于气血不足、脾胃虚衰与肾阳虚衰、肾气不足所致各种病证的治疗，又可作为抗衰延年调补之用。

枸杞五味茶

【来源】《摄生众妙方》《甘肃药膳集锦》

【原料】枸杞子、五味子各等份。

【制法与用法】上两味研粗末，备用；每次取粗末5g，用沸水冲泡、代茶频饮。

【适用人群】功能滋补肝肾、养阴明目；适用于肝肾不足、阴液亏乏所致的头晕目眩、视物昏花、腰膝酸软、遗精盗汗等病证的治疗或调补。亦可作为中老年强身健体、抗老延年之用。

【组方诠解】方中枸杞子甘、平，入肝、肾二经，《本草汇言》载："能壮精益神，……能补血生营"，《神农本草经疏》说："枸杞子，润而滋补……而专于补肾……为肝肾真阴不足……补益之要药。老人阴虚者十之七八，故服食家为益精明目之上品。"唐代著名医学家、食疗学家孟诜《食疗本草》还说："（枸杞子）坚筋耐劳"，故既能治疗肝肾阴虚或肝血不足所致的头晕目眩、耳鸣耳聋、腰膝酸软、遗精盗汗等病证；也可强体延年，使中老年人耳聪目明、面容美好、筋骨坚强。五味子味酸性温，酸能益精明目、敛汗涩精，温可补气益气，本方在此主要取其益精明目的功能，与枸杞子有协同作用。二者合用，重在滋补肝肾之阴，兼以敛汗涩精，临床除用于神经官能症、高血压病、视神经炎、视网膜炎及性神经衰弱等症而属肝肾虚衰证的治疗或辅助治疗外，也作为中老年人强壮身体、延缓衰老之用。

【附方简介】本方附方有二：

1. **枸杞茶**（《常见病验方研究参考资料》）　枸杞子20g，沸水冲泡，代茶频饮。此方功效均同上方，唯功力稍稍不足。

2. **枸杞菊花茶**（《医药卫生保健报》）　枸杞子6～10g，白菊花3～6g，开水冲沏，代茶饮用。此方功能基本同上方，但兼清肝明目之功，却无敛汗涩精之力，临床主要用于视力减退、目涩昏花、夜盲鸡盲而属肝肾阴虚、阴虚阳亢证的治疗或辅助治疗。

生津茶

【来源】《慈禧光绪医方选议》

【原料】黄梨（去皮）2个，荸荠（去皮）5个，芦根（切碎）2支，麦冬9g，鲜藕10片，石斛6g，黄菊花、桑叶各6g，竹茹6g，青果5个。

【制法与用法】以上各物水煎代茶饮。

【适用人群】功能养阴生津、疏风清热；适用于热病后期阴津损伤而余邪未尽的病证，如低热烦渴，干咳无痰、或痰少而黏，舌红少苔、脉细数等的治疗或调理。

【组方诠解】方中前五味为吴鞠通《温病条辨》"五汁饮"的成分，有养阴生津、清热祛暑之功，可用于温热病阴津亏损证的治疗。本方除五汁饮原方外，又加石斛以助其养阴生津、清解余热之功；黄菊花、桑叶疏散风热，可助散邪解热之力，并可清利咽喉；竹茹清热化痰；青果清热止咳利咽。全方合用，因以养阴生津止渴为主要作用，同时兼有清热止咳利咽的功能，所以可用于温病后期阴津损伤而余邪未证、即感染性、传染性病症恢复期的治疗或调治。

【附方简介】本方附方有二：

1. **玉竹乌梅茶**（《中国药膳学》）　沙参、麦冬、玉竹、石斛各9g，大乌梅5枚。水煎取汁，加适量冰糖令化，代茶饮用。此方功同上方，偏重于生津止渴，还有敛汗的作用，除用于热病后期伤阴心烦、口渴等病证的调养，也用于夏季口渴、汗多等病证的调治与调养。

2. **甘蔗百合荸荠饮**（《补品补药与补益良方》）　甘蔗汁50g，荸荠汁25g，百合10～20g。水煎沸30分钟取汁饮服。此方功同上方，但侧重于润肺止咳，主要用于热病伤肺、肺燥咳嗽的治疗或辅助治疗。

参梅甘草茶

【来源】《中国药膳学》

【原料】太子参15g，乌梅15g，甘草6g。

【制法与用法】上物水煎取汁，加白糖适量令化，代茶频饮。

【适用人群】功能益气养阴；适用于病后气阴两伤与暑病伤津耗气的病证，如体倦少气、食欲不振、口渴汗多、脉虚数的治疗或调补。

【组方诠解】方中以太子参为主药，其非古代本草中所指五加科植物人参之小者，而是石竹科植物异叶假繁缕的块根；作用类似补气的党参，却又兼有养阴生津之功；临床多用于病后体虚气津两伤之证，补气可配黄芪、红芪、山药、白术，生津可配麦冬、天冬、五味子，止汗多配浮小麦、麻黄根。乌梅为辅药，味酸化阴可养阴收敛止泻。甘草为生甘草，既可调和诸药，又能与白糖合用以清解余热，二者共为佐使之药。诸味合用，有益气养阴、生津止渴、敛汗止汗、清除余热的综合效能；临床可用于病后气阴两伤与暑病伤津耗气的病证，如感染性、传染性病症的恢复期，发热性疾病后期代谢功能不全、水盐代谢失调及中暑等的治疗或辅助治疗。

【附方简介】本方附方有一：

生脉饮（《百病饮食自疗》）　人参5～10g，麦冬6g，五味子3g，西瓜汁、梨汁、白糖适量。人参先用冷水泡半小时，与麦冬、五味子水煎取汁，然后合入西瓜汁、梨汁，最后再用白糖调味。代茶频饮，日内服完。此方与上方比较，益气养阴、清解暑热之力大增，同时还有生脉固脱的作用；适用于暑热伤津、气虚欲脱所致的汗出不止、身热下降、四肢不温、气喘吁吁、脉虚大浮的病证，相当于中暑虚脱的治疗或辅助治疗。

生脉茶

【来源】《甘肃药膳集锦》

【原料】党参、麦冬各10g，五味子3g。冰糖适量。

【制法与用法】前三者洗净，水煎取汁，代茶饮用。或前三者倍量备齐，洗净烘干，研成粗末，混匀备用。用时每次取粗末3～6g，沸水冲泡，代茶频饮。可加入适量冰糖调味。

【适用人群】功能益气敛汗、养阴生津。适用于夏天气候炎热，工作学习紧张、劳倦内伤、气阴不足、虚火上升所致神疲乏力、虚烦躁扰、食欲不振、气短懒言、口干口渴、自汗盗汗等的调养。亦用于气虚、阴虚体质之人的夏季保健。

【组方诠解】本方原名"生脉散"，由金元时期著名医学家李杲（东垣）创立，原方用人参，后世常用党参代替人参使用。方中党参甘温，益气生津以补肺，由于肺主一身之气，因此肺气旺则四脏之气皆旺；麦冬甘寒，养阴清热、润肺生津；五味子酸温，敛肺止汗、生津止渴。三者合用，一补一清一敛，共奏益气养阴、生津止渴、敛阴止汗之功，宜于气阴两虚诸证的调理。

盖碗茶

【来源】《茶饮与药酒方集萃》

【原料】桂圆（压破）3枚，春尖茶1撮，冰糖适量。

【制法与用法】上三味，并随意加入红枣、枸杞子、葡萄干、包核杏之类，一同放入盖碗茶盅（其他带盖茶杯也可）内，沸水冲沏，盖盖泡焖5分钟饮用。

【适用人群】功能益气养阴、生津止渴、消食提神；既可作为四季特别是夏季的日常饮品，又可作为病后体虚倦怠乏力、口干口渴、食欲不振、精神委顿等病证的治疗或调补之用。

【组方诠解】本方为作者收集甘肃临夏、兰州等地区民间验方。盖碗茶又称"三泡台""刮碗子"：称"盖碗茶""三泡台"是言泡茶的器具，因该茶器形状似碗，又有盖子，故名盖碗茶；而该茶器是由盛茶碗的小碟、茶碗与盖茶碗的盖子三部分构成，所以称"三泡台"。叫刮碗子是说饮茶的方法，即要用碗盖刮开碗内的茶叶等来饮茶汁。方中桂圆益气助阳，并能养血安神；春尖茶即绿茶的一种，养阴生津、消食提神，并同冰糖一起能牵制桂圆的温热；冰糖甘甜凉润，能益胃润肺；红枣益气健脾、养血安神，枸杞子养阴补血、滋补肝肾，葡萄干、包核杏益胃生津、润肺止咳。诸味合用，温而不燥、补而不腻、甜酸适口，功能于调补五脏、平补阴阳气血之中以益气养阴为主，兼以生津止渴、消食提神；民间常用于病后体虚、气阴两伤的调补之用，用后确能康复机体、增强体质、精神饱满、食欲旺盛。该茶方原为临夏、兰州等地回汉族民众的日常饮品，由于其保健作用确实、口味良好，因此深受当地群众的喜爱，现在已有小包装茶、软包装饮料等品种应市，成为西北地区待客、出外访友送礼的佳品。另外，兰州、临夏地区的回族老人多是精力充沛、目光有神、腰板挺拔、鹤发童颜，说明盖碗茶也有强身健体、抗老延年的作用。

【附方简介】本方附方有四：

1. **枸杞菊花明目三泡台茶**（作者经验方）　枸杞子6g，白菊花2g，桂圆3枚，春尖茶1撮，冰糖适量。以上各味（桂圆压破）放入盖碗茶茶碗（其他带盖茶杯也可）内，沸水冲沏，盖盖泡焖3～5分钟饮用，随饮随续水，至味淡为止。

2. 干姜白芷温胃三泡台茶（作者经验方）　干姜丝2g，白芷片4g，桂圆3枚，春尖茶1撮，冰糖适量。用法同上。

3. 景天灵芝强力三泡台茶（作者经验方）　红景天片4g，灵芝片2g，桂圆3枚，春尖茶1撮，冰糖适量。用法同上。

上三方为作者依据"盖碗茶"即"三泡台"研发的系列茶方。

方一因合入滋补肝肾、益精明目的枸杞子与平肝明目、祛风清热的白菊花，故有滋补肝肾、明目聪耳、益气养阴、提神止渴的功效，适用于肝肾阴虚或老年人肾虚精亏所致视物昏花、耳鸣耳聋、神疲乏力、口干便干等症的治疗，亦可作为长期用眼、用耳如看电视、看手机、上网、使用随身听等引起视力疲劳、听力下降者的保健茶饮经常饮用。

方二因合入温中祛寒、温阳通脉的干姜与发表祛风、温经止痛的白芷，故有温胃止痛、散寒解表、益气养阴、消食提神的综合作用，适用于脾胃虚寒所致脘腹冷痛、呕吐呃逆，伤风感寒引起发热恶寒、头痛身痛，及其神疲倦怠、口干口渴等症的治疗，亦可作为冬季养生茶饮与阳虚体质之人的保健茶饮经常饮用。

方三因合入健脾益气、清肺止咳、活血化瘀的红景天与益气健脾、补肺益肾、养心安神、保护肝脏的灵芝，故有健脾益气、养血安神、强体健脑、生津止渴、保护肝脏的功效，适用于中老年人或大病重病之后气血虚衰、阴津亏损引起精神不振、身疲肢倦、声低懒言、头晕目眩、心烦多梦、口干口渴等症的治疗，亦可作为运动过量、身心过度劳累，以及慢性肝炎等所致身体疲惫、精神不振、肢倦乏力之人的保健茶饮经常饮用。

韭子茶

【来源】《本草纲目》

【原料】韭菜子适量。

【制法与用法】韭菜子研粉，每取10g，开水冲服，一日2次。或取20粒，以盐汤煎煮，代茶饮。

【适用人群】功能补益肝肾、壮阳固精；适用于肾阳虚衰所致的腰膝酸软、尿频遗尿、男子遗精、女子带下清稀，以及阳虚型神经衰弱、神经官能症，表现男子阳痿、女子性欲冷淡等病证的治疗。

【组方诠解】方中仅韭子一味，是植物韭的种子（韭的叶即蔬菜中的韭菜）。韭子味辛咸、性温，味辛能散寒、能散结，味咸入肾补肾，性温则可补阳助阳。如《滇南本草》指出：“韭子补肝肾、暖腰膝……治阳痿”，《本草纲目》则说：“补肝及命门。治小便频数，遗尿、女人白淫白带。”《现代实用中药》记载：“（韭子能）治疝痛”。本方即取韭子的温肾、助阳、固精之功；主治肾阳虚衰、阴寒内盛及肾与膀胱气化不足所致的精神不振、腰膝酸冷无力、尿频遗尿、夜尿较多，以及男子阳痿、遗精、女子性欲冷淡、白带清稀淋漓等病证。

【使用注意】阴虚火旺、亢阳旺盛所致的遗精禁用本方。

锁阳养生茶

【来源】《甘肃药膳集锦》

【原料】锁阳5g，党参、山药各3g，覆盆子2g，红茶3g。

【制法与用法】前4味，加水煎煮2遍，取煎液400ml，放保温杯中备用。用煎液泡茶饮用，冲饮至味淡为止。

【适用人群】功能温肾助阳、健脾益气、涩精止遗。适用于脾肾虚衰所致男子阳痿、早泄、遗精，妇女带下量多缠绵、月经量少或月经期长，以及尿频、遗尿、夜尿较多、神疲倦怠、食欲不振、畏寒肢冷、脘腹冷痛等的调治。中老年人经常饮用有强体增力、抵御寒冷的功效。

【组方诠解】本方为民间验方，各地均有使用，实际源于《陕甘宁青中草药选》的“锁阳党参汤”，即由锁阳党参汤冲泡红茶而成。方中主用锁阳补肾助阳、益精养血，党参补脾益气、养血生津，合入健脾补虚、滋精固肾、涩遗止带的山药与益肾、固精、缩尿的覆盆子，以及暖胃散寒、帮助消化的红茶。全方共奏温肾健脾益气、涩精止遗之功，故宜于脾肾虚衰所致遗精、带下、尿频、遗尿诸症的调理。

人参胡桃饮

【来源】《济生方》

【原料】人参3g，胡桃肉3个。

【制法与用法】上二药水煎一小时，饮汤、食参及核桃，晨起或临睡前服用。

【适用人群】功能益肺补肾定喘；适用于肺气不足、肾阳虚衰所致的咳嗽气喘、呼多吸少、动则益甚，并面色苍白、畏寒肢冷、腰膝酸软、舌淡脉虚的治疗。

【组方诠解】方中人参补气，尤其擅长补助脾肺之气，如李东垣说："人参能补肺中之气"，《医学启源》也说："治……肺气促、短气、少气"；胡桃即核桃，味甘性温，入肺、肾二经，有温肾助阳、止咳平喘、润肠通便的作用，主治肾虚腰腿无力、头晕目眩，肺肾虚衰咳嗽气喘、胸闷、不得平卧，及肠燥便秘等症。本方即取人参益气补肺定喘、胡桃助阳补肾、摄纳元气的功能，临床既可用于肺肾虚衰、肾不纳气所致的咳嗽气喘，即类似于支气管哮喘、肺心病气喘等的治疗，也能作为小儿肾气未充、老人肾气虚衰引起的气喘证的调补。

【附方简介】本方附方有一：

山楂核桃茶（《中国药膳大全》）山楂50g，核桃仁150g，白糖200g。先将核桃仁加水，浸泡30分钟，洗净后，再加少许清水，用石磨或家用食品绞磨机磨成茸浆，茸浆入容器中，用适量清水稀释调匀；山楂洗净，水煎取汁。最后把锅洗净，置火上，倒入1000ml左右山楂汁，加入白糖搅拌令化，再缓缓倒入2000ml左右核桃浆，搅匀，烧至微沸，出锅装碗即成，一日3次，一次100ml，温饮。此方与上方比较益气作用大减，却兼有消食导滞、活血散瘀的功效；临床除用于肺虚咳喘、肾虚阳痿的病证外，也用于食积纳差、大便干结及血瘀经少、腰膝疼痛的病证。

（三）药酒药膳方选

人参酒

【来源】《本草纲目》

【原料】人参30g，白酒500ml。

【制法与用法】加药酿制法：用人参末同酒曲、谷米共酿为酒。热浸法：将人参末盛入布袋内，浸入酒中，密封，隔水加热后，取出放凉，再浸数日后过滤使用。饮用时一日2次，一次5～10ml。

【适用人群】功能培补元气、温通血脉；适用于元气不足所致的气喘气短、时常自汗、易患外感、身倦乏力、食少腹胀、形体瘦弱、面色萎黄或白的治疗或调补，也可作为体质偏于阳气不足者滋补之用。

【组方诠解】方中人参大补元气、补脾益肺、安神益智，现代研究证实，人参可调节中枢神经系统功能，加强兴奋及抑制过程，临床应用可提高工作效率，减少疲劳；可调节心血管系统功能，小剂量有兴奋作用，可使心脏收缩有力和频率加快，使末梢血管收缩、血压轻微上升，大剂量可抑制心脏收缩，并使血压下降；可调节内分泌系统活动，能增强肾上腺皮质的功能，使机体对外来刺激的应激作用与对有害因素的抵抗力增强，能兴奋男女性腺功能，临床可用于麻痹型、早泄型阳痿与女子性欲冷淡的治疗；可增强免疫系统功能，有预防衰老、却病延年的功效（有人在实验中观察到人参的抗氧化成分麦芽醇可与体内自由基结合，减少增龄色素及脂褐素等的沉积，而脂褐素等在细胞中的沉积被认为是组织老化的重要因素，这也证实了人参有抗衰老作用）。正因为人参有以上诸种效能，且以酒剂的形式应用，使本方药效易于发挥，同时兼具温通血脉之功，所以既可作为阳气虚衰体质、功能活动低下者的滋补强壮之品，亦常用于慢性病症而属元气不足者的康复治疗。

白药酒

【来源】《良朋汇集》

【原料】白术、山药各15g，茯苓、芡实、薏苡仁各15g，白豆蔻9g，川牛膝15g，天花粉15g。

【制法与用法】上药用白酒5000ml浸泡数日后使用，为了矫味，可加入适量白糖。饮用时每次1~2盅。

【适用人群】功能健脾止泻、暖中除胀；适用于中焦脾胃虚衰所致的纳食减少、食后腹胀、大便溏泻的治疗或调补。

【组方诠解】方中白术、山药补脾益胃，兼能止泻，是为主药。茯苓、薏苡仁味淡以渗湿利尿，取"利小便所以实大便"之义，芡实味涩以止泻，其功用同山药，但山药补脾之力较强、芡实涩肠固精作用较著，上三味除有止泻作用外，因其还有甘味，故均兼补脾益胃之功，在方中为辅药。白豆蔻味辛可行气、性温能暖胃，还有消食的作用，是为佐药。川牛膝活血行瘀，在方中是考虑气虚血也瘀，故用行瘀的川牛膝，实为气病治血；天花粉生津清热，在方中又是嫌其热药太过伤阴而以生津养阴，嫌其湿郁化热而清解郁热，二药均为使药。本方用酒，一则酒可助白豆蔻行气、暖中之功，二者酒与川牛膝协同作用以活血行瘀。由于本方所用药、食，其饮片多为白色，因此方名就叫"白药酒"。全方组方合理，补而不滞，温而不燥，共奏补脾益胃、渗湿止泻、暖中除胀之功，临床多用于脾胃素虚、老人中虚所致的不思饮食、纳谷不香，食后腹胀、大便稀软、完谷不化等病证，类似于一般体弱、消化功能减退、胃肠功能失调等的治疗或辅助治疗。

【附方简介】本方附方有一：

茯苓酒（《本草纲目》《饮膳正要》）用加药酿制法或冷浸法制成。用冷浸法：取茯苓60g，用白酒500ml浸一周后饮用，每日适量饮服。此方功用基本同上方，唯药力稍弱。

景天强力酒

【来源】《中医健康养生》《甘肃药膳集锦》

【原料】红景天、锁阳各60g，党参、黄芪各30g，枸杞子50g，当归20g。

【制法与用法】以上各物用50度左右白酒3500ml浸泡2周后即可。每次服10～15ml，一日2次。

【适用人群】功能益气助阳、补血益精、增强体力。适用于运动过量、过度劳累，以及中老年人，或大病重病之后气血虚衰引起精神不振、身疲肢倦、头晕目眩、心悸失眠、面色萎黄等病证的补养。中老年男性经常饮用有强体增力的功效。

【组方诠解】本方又名"锁阳景天酒"，为作者自拟习用方，收录于《健康与生活》《中医健康养生》《甘肃药膳集锦》等书刊。方中红景天、党参、黄芪是可用于保健食品的物品，枸杞子、当归是药食两用的物品，锁阳既为常用药材，产地又有食用养生的传统。红景天味甘性凉，归脾、肺二经，传统中医认为有健脾益气、清肺止咳、活血化瘀的功效；现代研究证明，其有抗疲劳、抗衰老、抗缺氧、抗寒冷、抗辐射、抗心肌缺血，增强机体免疫功能，提高机体抗病能力，谐调中枢神经系统功能，增强甲状腺、肾上腺、卵巢分泌功能，增加血红蛋白和红细胞数量等作用；临床实践认为，其亦是高原居民、过度疲劳、年老体弱与病后体衰所致体力不支、脑力不济，以及运动员、航天员和各种特殊环境下从事特种工作者的调补佳品。本方以红景天为主，合入补气的党参、黄芪，助阳益精的锁阳，以及养血、益精的当归、枸杞子，使其具有益气补血、补肾助阳、增强体力的综合功效，故宜于气虚、阳虚诸证的调补。

【使用注意】不善饮酒者，可减少用量或兑入凉白开水稀释后饮用。

养生酒

【来源】《惠直堂经验方》

【原料】当归身30g，龙眼肉240g，枸杞子120g，甘菊花30g。

【制法与用法】将上物与白酒3500ml共置容器内，封好，不时振摇，一个月后即可饮用。一日1～2次，一次1～2小盅。

【适用人群】功能补血养阴、安神明目、美容养颜；适用于阴血亏损所致的面色不华、肌肤干燥、头发干枯、心悸失眠、头晕目眩、视物昏花等病证的治疗或调补。

【组方诠解】本方又名"归圆酒"，所用原料皆为药食两用物品，是我国南方应用最普遍的滋补养生药酒，而两广地区人们多按其组成直呼其名为"归圆杞菊酒"。方中当归，尤其是当归身补血养血；龙眼肉养血安神；枸杞子养血滋阴、益精明目；此处甘菊花指甘菊花中的白菊花，味甘稍苦、性偏凉，在方中一则平肝、息风、明目，与滋补肝肾的枸杞子协同，能治阴虚阳亢引起的头晕目眩，二者养阴护阴，可防温燥太过阴血受损。酒味辛行散，可行气散瘀。如此全方即有补血、明目、美容的作用，临床除用于阴血亏损所致的病证治疗外；特别适宜于中老年妇女美容养颜之用，诚如该方功效所言，其有"润肌肤、驻颜色"的作用，经常饮服，能使面容姣好、肌肤润泽、毛发光亮。

【附方简介】本方附方有一：

圆肉补血酒（《药用果品》）　桂圆肉、制首乌、鸡血藤各250g。上物切碎，加入米酒1500ml，密封、浸泡10天。饮用时，一日1～2次，一次10～20ml。此方功能基本同上方，却无养阴明目之功，美容作用与上方侧重于美好面容、光华肌肤不同，而以乌发黑发为特点，既用于血虚病证的治疗，也作为防治须发早白、头发干枯的滋补养生药酒。

地黄酒

【来源】《惠直堂经验方》

【原料】熟地黄240g，当归90g，制首乌120g，龙眼肉90g，枸杞子120g，白檀香9g或沉香末3g，炒苡仁120g。

【制法与用法】上物与白酒7000ml共置容器内，密封浸泡一周，每日振摇1次。7日后开始饮用，每晚睡前温饮15～30ml。

【适用人群】功能养血滋阴、安神定志、明目乌发；适用于血虚引起的失眠健忘、心悸怔忡、眼目干涩、视物昏花、须发早白等病证的治疗或调补。

【组方诠解】本方主治失眠健忘、视力减退、早衰而中医辨证属血虚型的病证。失眠又称"不寐"，是指经常性的睡眠减少，或不易入睡，或寐而易醒、醒后不能再次入睡，甚至于彻夜不眠的病证。中医认为引起失眠的原因是脏腑功能失调、气血阴阳失调，具体又有虚实之分，虚证则有气虚、血虚与阴虚等证型，临床上尤其以血虚心神失养、阴虚虚热扰神两型最为常见。健忘又叫"喜忘""善忘"，是记忆力差、遇事易忘的一种病证。导致健忘的原因很多，常见的有思虑过度、劳伤心脾，年老脏腑俱衰、心肾不足、神明失聪。视力减退此处非指眼目疾患所致的病症，而是全身虚衰，如血虚、精亏等引起的病证。至于须发早白、容颜变化与年龄不相称的早衰症，最常见的原因也是阴血亏损，须发、颜面失养。以上诸种表现即为本方的主治病证。方中主药熟地黄，味甘，性微温，入心、肝、肾经，既可补血，又能滋阴，临床上各种补血、滋补肝肾之阴及养阴润燥的方中大多都选用熟地。当归、制首乌、龙眼肉均为补血养血之药、食，与熟地配用，增强了方中补血的功力；制首乌补肝肾、益精血，尤其擅长乌须黑发，龙眼肉补益心脾、养血安神，特别宜于血虚失眠、健忘的治疗，上三药在方中是辅药。枸杞子养血滋阴、益精明目，可治血虚、精衰所致的视物昏花、视力减退、夜盲雀盲，是为佐药。檀香或沉香行气消滞，可防方中甘甜滋腻太过、壅滞气机；炒苡仁补中清热，一者补脾益胃，可顾护胃气，二则性寒清热，以防温燥伤阴，以上为使药。酒在方中，既可协同檀香或沉香行气消滞，取血病治气之义，又能活血行瘀、促进血液循环。全方共奏养血滋阴、安神定志、明亮眼目、乌须黑发之功，主治血虚引起的失眠、健忘、视力减退及早衰症。

【附方简介】本方附方有二：

1. **地黄醴**（《景岳全书》） 熟地黄240g，枸杞子120g，沉香3g或檀香1g。上物以白酒3500ml，用冷浸法制成。用时随酒量大小、不拘时饮服，但不可过量。此方功能基本同上方，却无安神之功，乌发作用也不强，临床主要用于阴血虚衰所致的面色少华、视物昏花、须发早白等病证的调治。

2. **首乌酒**（《中国药膳学》） 制首乌、生地黄各40g。上两药切薄片，与白酒1000ml置于容器中，密封浸泡二周即可。早、晚各服一次，每次15～30ml。此方功用均同上方，但比较而言，较上方养血之力稍弱，滋阴作用较强，主治阴血亏损所致的头晕目眩、健忘失眠、五心烦热、须发早白等病证。

【使用注意】方三的制首乌、生地黄均为甘甜滋腻之品，且无行气、补中之效，故对脾胃虚弱而大便溏薄者应忌服。

枸杞人参酒

【来源】《中国药膳大全》

【原料】人参20g，枸杞子350g，熟地黄100g，50度左右白酒10 000ml，冰糖400g。

【制法与用法】将人参、枸杞子、熟地洗净，装入纱布袋，扎口备用。冰糖放入锅中，用适量水加热溶化至沸，炼至色黄时，趁热用纱布过滤去渣备用。白酒装入酒坛或其他容器内，将纱布袋放入酒中，加盖密闭浸泡1个月，前两周每日搅拌1次，后两周2日搅拌1次，泡至药味尽淡，取出纱布袋，用细布滤除沉淀物，加入冰糖搅匀，再静置过滤，澄明即成。根据酒量，每次饮10～30ml，1日1～2次。

【适用人群】功能补血滋阴、补助元气。适用于身体素虚、病后体衰之人，精血阴液亏乏、元气不足所致头昏眼花、视物不明、耳聋重听、身体消瘦、神疲乏力诸证的调补。中老年人无病常饮，亦有明目聪耳、乌黑须发、强壮腰膝、强身益寿的养生保健功效。

【组方诠解】本方为成都同仁堂滋补餐厅名方，收录于《家庭药膳》《中国药膳大全》等书籍。方中人参味甘微苦、性温，补元气、生阴津、安心神，宜于久虚不复、一切气血津液不足之证。配以补血滋阴、益精明目的枸杞子与滋阴补血、益精填髓的熟地黄。白酒性温，升阳通脉，可使前述各味的功效作用充分发挥；冰糖味道甘甜，可调味，因其性凉，故亦可牵制本药酒方温燥过度。全方合用，具补养气血、益精滋阴之功，宜于气血不足、阴精亏乏诸证的调补，同时亦是中老年人养生保健的有益饮品。

【使用注意】本方为含酒精的药膳，少用则养血和血，多饮则伤肝损目，故不宜多饮。

苁蓉轻身酒

【来源】《东方药膳》

【原料】肉苁蓉、当归、胡麻仁、生地黄各30g，制何首乌60g，50度左右白酒2000ml，蜂蜜60g。

【制法与用法】将前5味共制为粗末，入纱布袋中，扎紧袋口，置容器中，加入白酒，密封，隔日振摇数下，浸泡14天后，过滤去渣，加入蜂蜜，拌匀，即成。每次饮10～20ml，一日饮3次。

【适用人群】功能益精养血、润燥通便。适用于肝肾精血不足所致头昏目暗、腰膝酸软、形体消瘦、肠燥便秘等的调补。经常饮用本方，有强健身体、美容乌发、轻身不老等保健功效。

【组方诠解】本方为民间验方，亦称"轻身酒"，各地均有使用，录于《东方药膳》《甘肃药膳集锦》等杂志、书籍。方中肉苁蓉具益精养血、润肠通便之功，《药性论》记载有"益（精）髓，悦颜色，延年"的功效，现代研究有抗疲劳、增强体力和预防衰老等作用。合入补血活血、润肠通便的当归，滋养肝肾、润燥通便的胡麻仁，补益肝肾、滋益精血的制何首乌，以及养阴生津、清热凉血的生地黄。全方合用，使本方具有补益肝肾、滋益精血、润燥通便的综合作用，同时选用了味甘性寒的生地，既可矫味，又可避免酒方燥热太过，适用于肝肾精血不足的调补、肠燥便秘的防治。另外，由于本方有补益肝肾精血、确保身轻矫健、促进生命绵长即有强身延年的保健作用，因此命名为"轻身酒"。

玫瑰四物酒

【来源】《甘肃药膳集锦》

【原料】玫瑰花100g，当归、熟地黄、炒白芍、枸杞子各20g。

【制法与用法】各味洗净，装入纱布袋，扎紧袋口。将纱布袋与50度左右白酒1500ml同置容器中，密封，浸泡1个月，即可开封取用。每次饮10～15ml，每日早晚各饮1次。

【适用人群】功能补血和血、行气化瘀。适用于阴血虚衰、气血失和所致头晕目眩、目涩耳鸣、腰膝酸软、健忘失眠等症的调治。妇女经常饮用有补血去黄、活血祛斑的美容功效。

【组方诠解】本方为作者自拟习用方，收录于《健康与生活》《甘肃药膳集锦》等书刊。方中以理气解郁、活血散瘀的玫瑰花为主，配合补血活血的当归、养血滋阴的熟地黄、养血和营的炒白芍与滋补肝肾、补血益精的枸杞子"四物"组成，故名玫瑰四物酒。当归、熟地黄、炒白芍与川芎为著名的补血名方"四物汤"，由于本药酒以活血散瘀的玫瑰花为主，同时形式上属药酒，酒本身即有活血行瘀的功效，因此去活血散瘀的川芎。另外，为增强本药酒的补血作用，亦为矫正不良气味，加用甘甜补血的枸杞子。所以本药酒具补血和血、行气化瘀之功，同时无药剂之不良气味，宜于血虚诸证的调补与妇女美容。

【使用注意】不善饮酒者，可减少用量或兑入凉白开水稀释后饮用。

八珍酒

【来源】《万病回春》

【原料】当归90g，白芍60g，生地黄120g，川芎30g，人参30g，白术90g，茯苓60g，炙甘草45g，红枣120g，核桃肉120g，五加皮240g。

【制法与用法】上物均切为薄片，一起装入布袋内，浸于20 000ml米酒中，容器密封，隔水加热一小时后，取出埋入土中5日，然后取出静置21天，过滤使用。一日饮3次，每次温饮1～2盅。

【适用人群】功能补气养血、强筋壮骨；适用于气血不足而兼筋骨少力者，如面色苍白或萎黄、头晕目眩、倦怠乏力、气短气喘、心悸怔忡、食欲不振、腰膝酸软、舌淡苔白、脉虚无力等病证的治疗或调补。

【组方诠解】本方源于著名方剂"八珍汤"，实由补气名方"四君子汤"、养血名方"四物汤"加减化裁而成：人参、白术、茯苓、炙甘草四味是四君子汤原方，有益气补中、健脾益胃之功；当归、白芍、地黄、川芎四味是四物汤的组成，有补血调血之功，但本方将熟地换成生地，使本方既有补血养血的作用，又有滋阴清热的生地以防方中温燥太过伤血耗阴；大枣补脾益气、养血安神，核桃肉补益气血、温补肺肾、强筋壮骨，五加皮补益肝肾、强筋壮骨。诸味合用，使本方成为以补气养血为主要作用，同时兼有强筋壮骨作用的药酒，因此临床既用于气虚血少而兼筋骨少力病证的治疗，也用于中老年人年高体衰、腰腿乏力的调补。

【附方简介】本方附方有一：

美容酒（《医药报》）　人参、黄精、当归、制首乌、枸杞子、玉竹各30g。上物均切小薄片，与黄酒1500ml共置容器内，密封浸泡一周即成。早晚各饮1次，每次20ml。此方功能基本同上方，却无强筋壮骨之功，但兼有润肤乌发的作用，故临床上主要用于气血双虚所致容颜憔悴、肌肤干燥、毛发变白甚至枯黄的调治。

十全大补酒

【来源】《良药佳馔》《全国医药产品大全》

【原料】党参、白术、茯苓各80g，炙甘草40g，黄芪80g，当归、熟地黄各120g，白芍80g，川芎40g，肉桂20g，白酒适量。

【制法与用法】市售成药。口服一日2次，一次25～50ml。或上物以白酒1500ml密封浸泡一周，用时每次10ml，早晚各饮1次。

【适用人群】功能气血双补、鼓舞阳气；适用于气血双虚而偏于阳虚有寒的多种病证，如气虚血弱所致的食欲减退、精神不振、全身乏力、头晕目眩、心悸怔忡、妇女崩漏、疮疡久溃不收、脓水清稀等的治疗或辅助治疗。

【组方诠解】本方源于《太平惠民和剂局方》的"十全大补汤"，是历代著名方剂之一。所谓十全大补，就是在气血双补的八珍汤的药物中再加入黄芪、肉桂二味药，它以十味主要药物组成，又有非常强大的补益作用，故而得名。方中人参、白术、茯苓、甘草及黄芪健脾益气补中；黄芪尚有益气升提、生肌排脓敛口的作用，临床可用于脾虚气陷脏器脱垂、下部出血及痈肿疮毒而正虚溃久不敛的调治。当归、熟地、白芍、川芎补血调血。肉桂与白酒温中助阳、散寒通脉。由于本方加入了甘温的黄芪与辛甘大热的肉桂，比起八珍酒来说，除了有补益气血的功效外，还有鼓舞阳气的作用，这一方面取"阳生阴长"之义，可促其气化旺盛，另一方面又有温阳散寒的辅助功效。因此十全大补酒就用于气虚血衰而偏于阳虚有寒病证的调治或补养。

【附方简介】本方附方有一：

百岁酒（《归田琐记》）　党参、白术、茯苓各30g，炙黄芪60g，红枣1000g，当归、熟地黄各36g，生地黄36g，山萸肉、枸杞子、龟板胶、麦冬各30g，五味子24g，肉桂18g，茯神60g，防风30g，羌活24g，陈皮30g，冰糖1000g，高粱酒8000ml。上物均捣碎，与酒同置容器内，密封后煮20分钟，然后放置一周后饮服。早、晚各饮1次，每次15～30ml。此方功能基本同上方，但滋养阴血的作用强于上方；临床主要用于年老体衰所致身体虚羸、头晕目眩、腰膝酸软、不耐劳作、容颜憔悴、须发早白等的调治，中老年人经常饮用，的确能振奋精神、耳聪目明、腰腿有力、容光焕发、"百岁"不老。

熙春酒

【来源】《随息居饮食谱》

【原料】生地黄80g，枸杞子、女贞子、龙眼肉各100g，猪板油350g，淫羊藿100g，绿豆80g。

【制法与用法】生地黄切成小块，猪板油切丁，绿豆捣碎，与其他各物一起装入布袋内、扎紧袋口，然后同白酒8000ml共置容器内，密封浸泡，不时振摇，一个月后开启使用。早晚各饮1次，每次15～30ml。

【适用人群】功能滋补肝肾、养阴润燥、润肤、养发、通便；适用于肝肾阴虚所致的身体羸瘦，容颜憔悴，肌肤、毛发干燥、枯槁，以及大便干结、艰难等病证的调治。

【组方诠解】方中生地黄、枸杞子、女贞子滋补肝肾之阴，可治肝肾阴虚的一切病证：生地黄甘苦、寒凉，有滋阴养血、清除虚热的功能，广泛用于阴血亏损的调补与热入血分发热的治疗，此外，尚有止渴、通便、明目的作用，也用于热病口渴、肠燥便秘、视物昏花的治疗；枸杞子有滋补肝肾的作用，除用于治疗肝肾阴虚所致的一般病证外，尤其具有坚筋耐老、益精明目的功能，可使筋骨坚强有力、视物清晰明亮；女贞子为植物女贞即冬青树的果实，味甘、性凉，入肝、肾两经，有补肝肾、强腰膝、乌须发、美肌肤的功效，长期服用，可使腰脚有力，须发荣光、乌黑，肌肤白嫩、肥健，如明末清初医药学家陈士铎《本草新编》说："女贞实……与地黄、枸杞子……同用，真变白之神丹也"、《神农本草经》也说："久服肥健"，明代药学家陈嘉谟《本草蒙筌》记载："（女贞子）黑发黑须，强筋力"，另外，近代发现该药尚有养阴润肠通便的作用，如《广西中药志》就说："治老人大便虚秘"。龙眼肉补气血、安心神。猪板油味甘、性凉，以白厚而无腥臊者为佳品，既可切丁直接入药，亦可入锅上火炼油入药，功能滋补阴血、润肌肤、止烦咳、通大便，可用于脏腑枯涩干咳无痰、皮肤皲裂干燥、大便干结艰难等症的调治。淫羊藿又名仙灵脾，辛甘、性温，有补肾助阳、祛风除湿的作用，在方中主要取其补助阳气的功效，有"阳中求阴""阳生阴长"之义。绿豆甘、寒，于本方中能缓和酒之燥热，使阴血亏损者不受邪热所扰。以上共奏补肝肾、养阴血、润泽肌肤、养发乌发、润肠通便之功，主治肝肾阴虚所致的一切病证，此外，尚可作为阴虚体质、未老先衰者的养生滋补药酒。

【附方简介】本方附方有一：

固本酒（《医便》） 生地黄、枸杞子、麦冬、天冬、人参、熟地黄各30g。上物均切碎，与白酒4000ml共置容器中，密封浸泡半个月即成。早晚各饮1次，每次15～30ml，空腹饮用。功能气阴双补、大补元气，此方与上方都有滋阴养血的作用，但上方偏重于滋补肝肾，兼有温阳助阳之功，此方则平补五脏，同时还有培补元气的效能，所以此方即以保持元气充沛、维持五脏功能旺盛而达到"固本"的目的，临床可用于正气虚弱或气阴两虚所致气短乏力、精神不振、面色不华、头晕目眩、心悸怔忡、失眠健忘、舌淡脉弱等病证的调治。

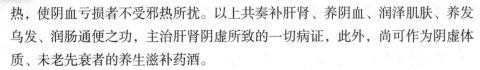

长生酒

【来源】《惠直堂经验方》

【原料】熟地黄、山萸肉、枸杞子、怀牛膝、五加皮、远志、茯神、石菖蒲、生地黄、地骨皮各18g。

【制法与用法】上物入绢袋内，用白酒2000ml在酒坛中浸半个月。用时每日清晨饮1～2盅。

【适用人群】功能滋补肝肾之阴、强筋骨、定神志；适用于肝肾阴虚所致头晕目眩、目涩耳鸣、腰膝酸软、健忘失眠等病证的治疗或调补。

【组方诠解】本方称长生酒，是说体质虚弱者服用后可祛病强身、抗老延年。中医学认为体质虚弱的人多因肝肾亏损，精血不足，不能濡养官窍、养心充脑，故见头晕目眩、耳鸣耳聋、失眠健忘；精血亏损，脉络空虚，又易受风寒湿邪侵袭，故也常患筋骨痹痛；阴血亏损，阴不敛阳，虚火旺盛，又见低热、盗汗。所以方中用熟地黄、山萸肉、枸杞子滋补肝肾、养阴补血；用怀牛膝、五加皮强筋骨，兼以补肝肾；用远志、茯神、石菖蒲养心安神定志；用生地黄、地骨皮清解虚热。另外，酒可宣行药势，可免上药滋腻呆胃滞气。全方合用，有滋补肝肾、安神定志、强筋壮骨的作用，临床可用于肝肾阴虚所致病证的治疗，也用于体质虚弱而属阴精亏损者的调补。

【附方简介】本方附方有一：

春寿酒（《养生四要》） 天冬、麦冬、熟地黄、生地黄、山药、莲肉、红枣各60g。上物混匀，以白酒3000ml，用热浸法制酒。早晚各饮1次，每次30ml。功能养阴、固肾、健脾，与上方比较，此方无强筋壮骨之功，却有健脾和胃的作用，主治阴精亏少并脾胃虚衰的病证，如精神不振、头晕目眩、须发早白、心悸怔忡、失眠健忘、食欲不振、口淡无味的调治或调补。由于本方既补先天，亦补后天，用后能益寿延年，因此方名即为"春寿酒"。

读书丸浸酒

【来源】《浙江中医药》

【原料】远志、五味子、菟丝子各18g，地骨皮24g，熟地黄18g，川芎12g，石菖蒲24g。

【制法与用法】上物略捣烂，与白酒600ml同置容器中，密封浸泡一周以上即可。早晚各饮1次，每次10ml。

【适用人群】功能滋阴养血、交通心肾、安神益智；适用于神经官能症，证属阴血亏损、心肾失交所致的健忘失眠，如记忆力差、遇事善忘、注意力不集中，心烦失眠，头晕耳鸣、腰膝酸软等病证的治疗。

【组方诠解】本方源于明代著名医学家王肯堂《证治准绳》的"读书丸"，由于其适用于健忘的治疗，对从事读书学习等脑力劳动者有所裨益，故称读书丸。现代将该方的原料酒浸称为"读书丸浸酒"，用治青年健忘疗效颇佳。健忘的病因较为复杂，就青年病患者而言，常见的有阴血亏损与心肾不交，即劳心过度，耗伤阴血，导致心神失养而成健忘；或思虑太过、情志郁而化火，心火独亢，下及肾水，致使肾阴耗伤、引起心肾不交，由此心之神明不能下通于肾、肾之精华不能上达于脑则会发生健忘。治疗则一要滋阴养血、养心安神，二要交通心肾、补肾益精，这样心神得养，则神思自安；心肾交泰、水火既济、精足髓满，而脑力记性即可复常。方中远志、五味子、菟丝子交通心肾、益智宁神；地骨皮兼以清解虚热，酒性上行可助精气上充。诸物合用，共奏滋阴养血、交通心脉、安神益智之功，因此治疗阴血亏损与心肾不交的健忘失眠证有效。

胡桃酒

【来源】《寿世青编》

【原料】胡桃仁120g，补骨脂、杜仲各60g，小茴香20g。

【制法与用法】上物除小茴香外均切碎，与白酒2000ml同置于容器中，密封浸泡15天即成。早晚各饮1次，每次20～30ml。

【适用人群】功能温阳、补肾、固精；适用于肾阳虚衰、阳虚生寒所致的腰膝酸软、阳痿遗精、小便频数清长等病证的治疗或调补。

【组方诠解】方中胡桃仁即核桃仁，为药食两用物品，味甘、性温，入肺、肾二经，有补肾固精、温肺定喘、润肠通便的作用，可用于肾阳虚衰、精气亏损所致的腰膝酸软、遗精、尿频等症的治疗，如近代著名医学家张锡纯的《医学衷中参西录》指出："胡桃，为滋补肝肾、强健筋骨之要药"，清代名儒汪绂《医林纂要探源》记载："补肾……固精"；补骨脂又名破故纸，味辛、性温，入肾经，唐代医学家甄权《药性论》说："主男子腰疼、膝冷、囊湿，逐诸冷痹顽，止小便利、腹中冷"，清代著名医学家黄元御《玉楸药解》也说："收敛滑泄、遗精、带下、溺多、便滑诸证"，可见补骨脂有补肾、助阳、涩精的功效，其与胡桃仁合用，是中医常用的药对子，补益功能尤佳；杜仲甘、温，入肝、肾经，有补肝肾、健筋骨的功能，主治腰背酸疼、足膝萎弱、小便余沥、阳痿不举等症，杜仲配伍胡桃仁、补骨脂，相互增强了补肾助阳的作用。由于本药酒主治证属阳虚，阳虚则生寒，故方中加用了温阳散寒的小茴香，同时也选用了酒剂这种剂型，酒在方中除协同小茴香温阳散寒之外，尚有活血通脉止痛的作用。全方合用，共奏温阳、补肾、固精之功，可用于肾阳虚衰所致的病证，如年老体弱、神经官能症、性功能减退等的治疗或调补。

【使用注意】腰痛及性功能减退而属阴虚火旺者忌用本方。

琼浆药酒

【来源】《北京市中成药规范》

【原料】鹿茸30g，冬虫夏草、雀脑、驴肾各60g，狗脊、补骨脂、淫羊藿各120g，金樱子50g，韭菜子120g，人参、黄精各60g，龙眼肉30g，当归60g，灵芝、枸杞子各120g，佛手60g，陈皮90g，熟附片120g，川牛膝120g。另，白酒50 000ml，红曲240g，白蜜500g，红糖30 000g。

【制法与用法】市售成药。也可按以上比例把各物分别加工成粗末，用绢袋或布袋盛装，与白酒同置于瓷坛或玻璃器皿中密封，隔水煮2小时，再静置一周后饮用。早晚各饮1次，每次20ml。

【适用人群】功效温肾助阳、益气滋阴；适用于肾阳虚衰、精血亏损、气血不足的病证，如阳痿遗精、阴囊湿冷，或妇女白带清稀量多、宫寒不孕，伴有腰膝酸软、手足不温、四肢乏力、精神不振等症的治疗或调补。

【组方诠解】本方方名"琼浆药酒"，琼浆意为美酒，药酒称作琼浆是言该酒既珍且美。由于本方由鹿茸、冬虫夏草、人参、灵芝等名贵药材或药食两用物品制成，疗效确实，因此方名即称琼浆药酒。方中鹿茸、雀脑、驴肾、冬虫夏草、狗脊、淫羊藿温肾助阳；炮附子温阳散寒。金樱子、韭菜子固涩精气。人参、黄精补脾益气。当归、枸杞子、灵芝补血养阴安神。佛手、陈皮理气开胃。川牛膝并白酒、红曲、红糖活血行瘀。以上诸味合用平补阴阳气血，但以温肾助阳为主，兼以益气滋阴；临床既可用于肾阳虚衰、气阴不足所致的各种病证的治疗，也可作为中老年正气虚衰者的强壮滋补酒。

【使用注意】本药酒以温补为主，补益力虽强，但性质温热，有伤阴之弊，故年轻气盛与阴虚火旺者禁用。熟附片不可过量，非医学背景读者需在中医师指导下使用。

六、行气降气类茶饮与药酒药膳方

（一）概述

1. **概念**　行气降气类药膳即指具有行气或降气作用的茶饮、药酒等药膳。

2. **适应证**　适用于脾胃气滞与肝气郁滞等气滞的病证，如脘腹胀痛、恶心呕吐、纳食减少或胸腹胁肋胀痛、疝气疼痛、月经不调、痛经经闭等病证；以及肺气上逆、胃气上逆等气逆的病证，像咳嗽气喘、呕吐呃逆等。

3. **应用**　气病的范围非常广泛，如《素问·举痛论》就说："百病生于气也"。但归纳起来，不外乎气虚、气滞与气逆三个方面。气虚的治法与方剂已在"滋养补益类茶饮与药酒药膳方"中介绍过，此处主要介绍气滞证与气逆证的行气和降气治法及方剂。气滞证与气逆证的成因很多，大体来说多由气机郁滞、脏腑功能失调引起，具体来说，气滞证则以脾胃气滞与肝气郁滞为主，气逆证又以肺气上逆和胃气上逆最多；前者治宜行气解郁，后者治宜降气下气，但气滞与气逆有时可同时并见，故行气与降气也可联合运用。因此，《素问·至真要大论》的"逸者行之""结者散之""下之"及"开之"等，便成为本类药膳的立法依据。

4. 常用药材与食品 行气降气类药膳以木香、竹茹、厚朴、青皮、香附、乌药、郁金、川楝子、月季花与丁香、佛手、生姜、砂仁、橘皮、玫瑰花等药材、药食两用物品最为常用。

5. 应用注意事项

（1）勿犯虚实之戒。气滞证与气逆证有虚实之分，本类方剂主治实证，不宜于虚证，勿犯虚虚实实之戒。若气滞证兼见气虚证，可于行气药膳中加入补气的药材、药食两用物品或食材。

（2）注意使用禁忌。本类药膳多辛温香燥，易于伤津耗气，应适可而止，勿使过剂；同时，对气滞兼阴液亏损者以及孕妇均应慎用。

（3）另立"祛痰止咳类药膳方"。主治肺气上逆咳喘证的药膳，由于其方剂较多，临床应用较广，因此将其另立一处，在"祛痰止咳类茶饮与药酒药膳方"中介绍，使用时可前后参照。

（二）茶饮药膳方选

姜橘饮

【来源】《家庭食疗手册》

【原料】生姜60g，橘皮30g。

【制法与用法】两物水煎取汁，代茶饭前温饮。

【适用人群】功能建中理气；适用于中虚气滞引起的脘腹胀满，如脘腹胀满、不思饮食或食后腹胀，或口淡无味、食欲不振，苔薄或稍腻等病证的治疗或辅助治疗。

【组方诠解】本方主治中焦脾胃虚弱、胃纳呆滞、脾运失健，或痰湿阻滞中焦所致的脘腹胀满等病证。方中生姜、橘皮皆为药食两用物品。生姜味辛、性温，入肺、脾、胃经，除有发汗解表、散寒止咳的作用外，还有健胃降逆止呕的功效，如现代研究发现，生姜煎液能引起消化液的分泌增加，并能抑制异常发酵，使肠张力、节律及蠕动增加，可用于积气的排出与肠胀气引起的疼痛；生姜浸膏及从生姜中分离出的混合物成分都有比较明显的止呕作用。橘皮即陈皮，味苦、性平，入肺、脾二经，有较好的行气健胃作用，像唐代药学家陈藏器《本草拾遗》就记载："（陈皮）去气，调中"，南朝著名医药学家陶弘景《名医别录》也说："主脾不消谷，气冲胸中，吐逆霍乱，止泻"；另，因其味苦，故也有燥湿化痰之功。上两味合用，有健脾理气、温中降逆、燥湿化痰的作用，临床适用于中虚气滞、痰湿滞中引起的脘腹胀满，类似于慢性胃炎、消化不良、胃肠功能失调等症，以及胃寒呕吐，相当于急性胃肠炎、神经性呕吐等症的治疗或辅助治疗。

玫瑰佛手茶

【来源】《食疗本草学》

【原料】玫瑰花6g，佛手10g。

【制法与用法】上二味，沸水冲泡5分钟，代茶温饮，一日1剂。

【适用人群】功能理气解郁、和胃止痛；适用于肝胃不和所致的脘胁疼痛，如脘胁胀闷疼痛、嗳气呃逆、不思饮食、精神郁闷或烦躁、脉弦等病证的治疗或辅助治疗。

【组方诠解】方中玫瑰花为药食两用物品，干品、鲜品均可入药，其味甘微苦、性质温热，入肝、胃二经，不仅理气解郁，而且活血散瘀，临床多用于肝胃气滞胃脘疼痛、妇女气滞血瘀月经病、跌打损伤肿胀疼痛的治疗，以及面斑褐斑的美容。对此"血中气药"，《本草正义》予以极高评价："玫瑰花，香气最浓，清而不浊，和而不猛，柔肝醒胃，流气活血，宣通窒滞而绝无辛温刚燥之弊，断推气分药之中，最有捷效而最为驯良者，芳香诸品，殆无其匹。"佛手亦为药食两用物品，辛苦微酸，性温，入肝、胃经，是理气解郁、和胃止痛的良药，像清代医学家张秉成《本草便读》就说："佛手，功专理气快膈，惟肝脾（胃）气滞者宜之"，《滇南本草》也说："和中行气……治肝气疼痛"。二者配伍，共奏理气解郁、和胃止痛之功，适用于消化不良、胃肠神经官能症、慢性胃炎、慢性肝炎等而中医辨证属肝胃不和病证的治疗或辅助治疗。

【附方简介】本方附方有二：

1. **佛手姜糖茶**（《食物与治病》）　佛手10g，生姜6g，白糖适量。前二味水煎取汁，入白糖令溶，不拘时代茶饮。

2. **茉莉花茶**（《四川中药志》）　茉莉花6g，石菖蒲6g，青茶10g。以上各物研成粗末，沸水冲泡5~10分钟，不时随意温饮之。

此两方功能基本同上方，相比较而言，理气活血止痛作用，方二最强，上方次之，方一最弱；上方性质偏于温热，方一稍凉，侧重于降逆止呕，方二兼有清热化痰、安神定志之功。所以方一主治肝气郁结、横逆犯胃所致恶心呕吐的病证，如呕恶时作、脘腹饱胀、不思饮食、烦躁不安等症；方二主治肝胃气痛而兼痰热的病证，像脘腹胀痛、不思饮食或纳食不化、胃脘嘈杂、精神烦躁、失眠多梦等症。

双核茶

【来源】《北京卫生职工学院资料》

【原料】橘核、荔枝核各10～15g，红糖适量。

【制法与用法】水煎取汁，加入红糖、令化，代茶温饮。

【适用人群】功能理气、散寒、止痛；适用于寒疝腹痛，如少腹疼痛、睾丸肿痛、舌淡苔白、脉沉迟或弦等症的治疗或辅助治疗。

【组方诠解】本方主治证以少腹疼痛、睾丸肿胀为特征，是因寒湿留滞足厥阴肝经，气滞血瘀所致。治疝必治气，然兼寒者，又当辅以温散寒邪，气滞血也瘀，故亦应配合活血散瘀。方中橘核、荔枝核都有行气止痛、消肿散结的作用，是治疝良药，如《神农本草经疏》说："橘核，出《日华子》（即《日华子本草》），其味苦性温而下气，所以能入肾与膀胱，除因寒所生病也，疝气方中多用之。"《本草纲目》指出："（荔枝核）行散滞气，治癫疝（指寒湿引起的阴囊肿大）气痛"。红糖在方中一可温阳散寒，二能行血活血。全方合用，有行气止痛、消肿散结、散寒通脉的作用，临床可用于肠绞痛、睾丸炎、附睾炎、睾丸鞘膜积液与腹股沟疝等而中医辨证属寒滞肝脉证的治疗或辅助治疗。

【附方简介】本方附方有一：

茴香茶（《安徽卫生》）　小茴香9～15g，用纱布包后放茶杯中，以沸水冲泡代茶频饮。此方功用均同上方，据称亦可治嵌顿疝，但发病时间愈短，疗效愈好，若嵌顿较久、有坏死与穿孔的可能，切不可贻误病情，应立即手术处理。

香附茶

【来源】《常见病验方研究参考资料》

【原料】生香附子、炒香附子各6g，红糖适量。

【制法与用法】前两味碾碎，加红糖水煎，当茶频饮。

【适用人群】功能行气解郁、止痛调经；适用于气滞型或气滞血瘀型痛经、月经不调，如月经后期或月经先后不定期、经行胸胁胀闷、乳房胀痛、烦躁易怒、舌淡脉弦等症的治疗或辅助治疗。

【组方诠解】方中香附子即香附，为植物莎草的根茎，味辛、微苦，性质微温，入肝、胃二经，功能疏肝理气、调经止痛，既用于肝气不舒、肝胃不和所致胸胁胃脘疼痛的治疗，也用于气滞血瘀所致月经不调、痛经的治疗，李时珍谓其"气病之总司，妇科之主帅也"，现代研究也证实其能抑制子宫收缩，对子宫肌张力也有弛缓作用。《本草纲目》说：香附"生则上行胸膈，外达皮肤；熟则下走肝肾，外彻腰足"，由于本方主治气滞血瘀型经病，病变与肝肾两脏有关，病证也有胸膈滞闷，因此方中生、熟香附皆用。清代著名医学家张璐《本经逢原》记载香附的炮制有四："入血分补虚童便浸炒，调气盐水浸炒，行经络酒浸炒，消积聚醋浸炒（醋炙尚能入肝，增强疏肝止痛的作用），气血不调，胸膈不利，则四者兼制"，所以本方的炒香附应用童便、盐水、酒、醋浸后炒用的"四制香附"。红糖在方中起温经散寒暖宫的作用。以上配伍，共奏行气活血、调经止痛之功，主治气滞或气滞血瘀所致的月经不调与痛经，以及肝郁气滞、肝胃不和引起的脘腹胁肋胀痛证，相当于慢性胃炎、慢性肝炎、胃肠神经官能症、胃十二指肠溃疡等病症的治疗或辅助治疗。

二花调经茶

【来源】《药茶治百病》

【原料】月季花、玫瑰花各9g（鲜品均加倍），红茶3g。

【制法与用法】上三味研粗末，以沸水冲泡10分钟；不拘时温饮，一日1剂，连饮数日，在经行前几天服用为宜。

【适用人群】功能理气活血、调经止痛；适用于气滞血瘀型月经不调或痛经，如月经后期，经色暗红、量少、有块，小腹疼痛，伴见精神抑郁或烦躁不安、胸胁乳房胀痛、纳食减少等病证的治疗或辅助治疗。

【组方诠解】月季花、玫瑰花均为血中气药，二者功用相当，有理气活血、调经止痛的作用，是治疗气滞血瘀型经病的佳品。红茶性温，散寒除湿，其所含咖啡因不仅能兴奋高级神经中枢，使精神兴奋、思维活跃、体力恢复，这有利于行气解郁；而且咖啡因与红茶中的茶碱对血管运动中枢也有兴奋作用，有改善血液循环的功能，又可认为与行血活血有关。上三味共奏理气活血、调经止痛之功，适用于气滞血瘀型月经不调与痛经的治疗或辅助治疗。

【附方简介】本方附方有三：

1. **月季花茶**（《泉州本草》）　鲜月季花15～20g（干品减半），开水泡服，连饮数次。

2. **玫瑰花茶**（《山东中医杂志》）　玫瑰花15g，沸水冲泡，代茶频饮。

3. **川芎调经茶**（《简便单方》）　川芎3g，红茶6g。上二味加水300～400ml，煎至100～200ml，代茶饭前温饮，一日2剂。

此三方功用基本同上方，唯方一、方二效力稍逊。

治呃逆药茶

【来源】《陕甘宁青中草药选》

【原料】公丁香10g，灶心土150g，柿蒂15g，代赭石24g，木香10g。

【制法与用法】以上灶心土除外，煎汤取汁，灶心土烧红入药汁内，待澄清后备用。发病时取之稍稍加热，代茶饮用。

【适用人群】功能温中散寒、降逆止呃；适用于胃寒呃逆，如遇寒遇冷呃逆发作或加重、呃声沉缓低微，伴胸膈及胃脘胀满不适、喜饮热汤、厌食冷物、纳食减少、口淡不渴，苔白滑、脉迟缓病证的治疗或辅助治疗。

【组方诠解】呃逆俗称"打嗝""呃忒"，古称"哕"，是指气逆冲上、出于咽部、声短而频、不能自主的病证；其证有虚、有实，虚证多由中焦虚寒、下元亏损，或病后虚弱引起，实证常因寒邪、胃火、气郁与食滞引起，无论虚证，还是实证，致使胃气上逆，失于和降均可发生本病。本方即适用于呃逆之胃寒证的治疗。方中公丁香即植物丁香的花蕾，具温中散寒、下气降逆之功，善治胃寒呃逆，常与柿蒂、生姜、半夏、代赭石等联合使用。灶心土又名"伏龙肝"，即久经柴草熏烧的灶底中心的土块，味辛，性温，入脾、胃二经，有温中和胃、收敛止血的作用，既用于胃寒呕吐、呃逆的治疗，也用于脾胃阳虚不能统摄所致诸种出血的治疗，单用、合用均有效。柿蒂苦平入胃，功能降逆气、止呃忒，是治哕名药，如胃寒者可配伍丁香、生姜；胃热者可加用芦根、竹茹；病后气虚者可配用人参、白术。本方柿蒂配丁香即为治疗胃寒呃逆的常用药对子。代赭石即含Fe_2O_3的赤铁矿石，因其为金石，故质重，所以既可平肝潜阳，治疗肝阳证，又能降逆下气，治疗呃逆、嗳气、呕吐及气喘证。木香辛温，在方中作用有二，一者理气和胃，二则温散寒邪。诸味合用，有温中散寒、降逆止呃的作用，临床可用于膈肌痉挛、急性胃炎、胃肠神经官能症等而中医辨证属胃寒呃逆的治疗或辅助治疗。

竹茹芦根茶

【来源】《备急千金要方》

【原料】竹茹30g，芦根30g，生姜3片。

【制法与用法】诸物水煎代茶饮。

【适用人群】功能清热益胃止呃；适用于胃热呃逆与热病后期哕逆不止，如呃声较急短促、面红肢热、口臭烦渴、喜冷饮，或呃声短促不连续、唇焦舌干、躁扰不安，苔黄糙、脉滑数，或苔少而干、脉象细数的治疗或辅助治疗。

【组方诠解】方中竹茹、芦根与生姜均有和胃降逆的作用，都可用于呕吐呃逆的治疗，尤其竹茹、芦根配伍是治疗胃热呃逆的常用药对子。竹茹为植物淡竹的茎杆除去外皮后刮下的中间层，味甘微苦，性质寒凉，入胆、胃二经，因其寒凉，故可清热，味苦又能降下，味甘则可益胃安中，所以《本草蒙筌》说："主胃热呃逆，疗噎膈呕哕"，《本经逢原》指出："为虚烦烦渴、胃虚呕逆之要药"。芦根甘寒，既可清热生津，以治热病津伤，又能清热降逆，以治胃热呕哕。生姜辛温，虽说主治胃寒呕哕，但正因为性质温热，在本方一可牵制竹茹、芦根寒凉过度，以免挫伤胃阳；二能温中健脾醒胃，促进脾胃功能恢复。以上配伍，有清热益胃止呃的作用，临床既用于胃热呕哕，如急性胃肠炎、幽门不全梗阻等症的治疗或辅助治疗；也用于热病后期胃阴损伤所致虚呃不止，像感染性、传染性病症恢复期的调治或调养。

【附方简介】本方附方有三：

1. **橘茹饮**（《医宗金鉴》）　橘皮30g，竹茹30g，柿饼30g，生姜3g，白糖适量。橘皮、柿饼及生姜切碎，与竹茹水煎取汁，再加入白糖，代茶频饮。功能清热益胃、顺气降逆，主治胃热呕哕、妊娠呕吐及术后呃逆等病证。此方功能基本同上方，但上方益胃作用稍强，此方行气作用较优。

2. **芦根茶**（《实用中医内科学》）　芦根90g，切碎，水煎代茶饮。

3. **柿霜茶**（《常见病验方研究参考资料》）　柿饼霜4.5g，开水冲服。

此两方功用基本同上方，但作用稍弱。

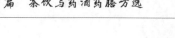

橘朴茶

【来源】《江西中医药》

【原料】橘络3g，厚朴3g，红茶3g，党参6g。

【制法与用法】上四味共制粗末，放入茶杯中用沸水冲泡10分钟即可。一日1剂，不拘时随饮随冲，至味淡止。

【适用人群】功能理气开郁、化痰散结；适用于梅核气，即精神抑郁，胸部痞闷，胁肋胀痛，咽中有物梗阻，吐之不出、咽之不下，苔白腻，脉弦滑病证的治疗或辅助治疗。

【组方诠解】梅核气相当于西医学所说的"咽部神经官能症"或"癔病球"，它是一种感觉障碍所导致的疾患，临床以咽部自我感觉异常为主，并随精神情绪的变化而变化，即精神愉快时可毫无痛苦，而情绪不佳时即自觉病情加重，客观检查无异常发现，全身症状多为精神抑郁、多疑善虑、胸胁胀满，若肝郁日久横逆犯脾，又见纳呆、腹胀、倦怠、便溏，妇女常见月经不调。其病机主要在于肝郁气滞，乃情志不畅，或精神受到刺激，肝失条达，气郁不行，结于咽喉；或肝病乘脾，运化失司，津液运行受阻，积聚成痰，痰气互结于咽喉而发病。治宜疏肝理气、化痰散结、健脾和胃。方中橘络味淡微苦，性平微温，入肝、脾二经，清代医学家赵学敏《本草纲目拾遗》说："橘络专能宣通经络滞气，驱皮里膜外积痰"，即具通络、理气、化痰之功，故为主药；厚朴苦辛，性温，入脾、胃、肺经，既可温中行气降逆，又能健脾燥湿化痰，是为辅药；红茶温中暖胃、散寒除湿，党参健脾益胃，取《难经》"见肝之病，则知肝当传之于脾，故先实其脾气"之义，上两药是佐使之药。以上组方合理、严谨，所以可用于梅核气的治疗或辅助治疗。

【使用注意】服用本方，同时也应注意精神治疗，即要细心开导病人，使其消除顾虑，并避免各种不良刺激，使其精神愉快，以期获得更好的疗效。

（三）药酒药膳方选

五香酒料

【来源】《清太医院配方》

【原料】木香、红曲各18g，砂仁、丁香、檀香、青皮各120g，薄荷、藿香、甘松、山柰各120g，干姜12g，小茴香15g，官桂、大茴香各150g，细辛18g，白芷120g，甘草、菊花各120g。

【制法与用法】上物以绢袋盛好，浸入烧酒9000ml中，10日后可用。每日早晚各饮1次，每次饮1~2盅，忌食生冷、油腻等物。

【适用人群】功能醒脾健胃、散寒止痛、芳香化湿、发表散邪；适用于急慢性胃炎、胃溃疡、十二指肠溃疡、单纯性消化不良，证属脾胃气滞所致脘腹胀痛、食欲不振等症的治疗，也可用于寒凝肝郁引起的疝气疼痛及其阴暑证的头身疼痛、呕恶食少等病证的治疗或辅助治疗。

【组方诠解】本方主治证有三：一是寒凝、痰饮与食积等所致的脾胃气滞证；二是寒凝肝郁疝气疼痛；三是暑季内有暑湿而又贪凉感寒，由此形成的内有湿阻症状、外有风寒表现的证候，即阴暑证。方中砂仁辛温，归脾、胃经，具行气调中、醒脾和胃之功，是治疗脾虚湿困、气机阻滞所致脘腹胀痛、食欲不振的药食两用物品。红曲属食材，即真菌紫色红曲霉寄生在粳米上而成的红曲米，味甘性温，入肝、脾、胃经，有健脾消食、活血化瘀的作用，如西北地区蒸花卷、千层饼、做礼馍，常把红曲粉撒在面上或揉入面中使用，除着色染色外，也能预防食积证；又譬如治骨伤科跌打损伤的药酒多用红曲，其缘故就在于红曲有破血散瘀的功效。砂仁、红曲醒脾健胃，合木香、丁香、檀香及青皮理气导滞、消胀止痛；薄荷、藿香、甘松、山柰芳香化湿、避除秽浊；干姜、官桂、大小茴香暖肝、散寒、止痛；木香、青皮除行脾胃气滞、治脘腹胀痛外，也具疏肝破气之功，可治疝气疼痛；细辛、白芷并藿香发散风寒；甘草调和诸药；菊花性凉、能缓解上药辛温伤阴耗液之弊。酒辛温，既可助细辛、白芷、藿香等解散表邪，又与红曲一起温通血脉，取"气病治血"之义。以上共奏醒脾健胃、散寒止痛、芳香化湿、发表散邪之功，即全方有调中理气导滞、疏肝散寒止痛与散风寒化暑湿的综合作用，所以可用于脾胃气滞证、寒凝肝郁疝气疼痛和阴暑证的治疗或辅助治疗。

【使用注意】由于本方辛香温燥的原料物居多，因此阴虚火旺者不宜使用。

佛手露（醴）

【来源】《全国中成药处方集》

【原料】佛手120g，陈皮15g，青皮12g，砂仁9g，木香6g，高良姜、肉桂各9g，公丁香6g，当归18g，木瓜12g，五加皮30g，栀子15g。

【制法与用法】上物装入布袋内，与白酒8000ml一起置入容器中，密封，用文火隔水加热20分钟后，过滤，入冰糖令化，以瓷坛或玻璃瓶存贮。饮用时，每日早、中、晚各饮1次，每次30~50ml。

【适用人群】功能疏肝理气、健脾和胃、驱痹止痛；主要用于急慢性胃炎、胃溃疡、十二指肠溃疡、单纯性消化不良，证属肝郁气滞、肝胃不和所致胸胁满闷、脘腹胀痛、恶心欲呕、食欲不振等症的治疗，也可用于风寒湿痹表现关节疼痛、活动不利或肢体沉重等症的治疗。

【组方诠解】本方以药食两用物品的佛手为主药，取其辛散温通可行气理气、并入肝胃二经的作用，达到疏肝理气、和胃止痛的目的。砂仁、木香、陈皮与青皮或为药食两用的物品，或为可用于保健食品的物品，均可加强佛手疏肝理气、健脾和胃的功能，砂仁芳香，重在醒脾和胃，以治脾虚湿困脘腹胀闷、不思饮食；木香辛温，具行气止痛、温中和胃之功，主治肝胃不和的脘胁疼痛与脾胃虚弱或感受外邪所致的呕吐、泄泻、脘腹胀痛；陈皮行气和胃、降逆止呕；青皮即植物橘未成熟幼果的皮，其功用类似于陈皮，偏重于破气止痛，兼以疏肝消食。高良姜味辛性热，主治中阳虚衰、感寒胃痛；公丁香即丁香的花蕾，温中止痛、行气止呕；肉桂温中助阳、通脉止痛，上三味均为药食两用物品，合用温中散寒、振奋脾阳，以其温通之力来调畅中焦气机。当归为药食两用的物品，补血和血，在方中一者取其"气病治血"之义，二则可协助五加皮活血祛瘀通脉；五加皮为可用于保健食品的物品，驱痹健胃、活血祛瘀，可治风寒湿痹证关节疼痛、腰膝酸软；木瓜为药食两用的物品，既可舒筋活络、通痹止痛，也能和胃化湿、降逆止呕。栀子亦为药食两用的物品，味苦性寒，以防辛香温燥太多伤阴耗液。以上配伍，本方即有疏肝和胃、理气健脾、除痹止痛的作用，临床可用于肝胃不和脘胁胀痛、恶心欲呕与风寒湿痹证中寒湿之邪偏重病证的治疗或辅助治疗。

【附方简介】本方附方有二：

1. **佛手酒**（《全国中成药处方集》） 佛手18g，青皮、枳壳、木瓜、五加皮各9g。上药以白酒100ml密封浸泡，10天即成。一日2次，每次1~2盅，温饮。此方功用均同上方，但芳香行气、温中和胃之力均不及上方。

2. **大佛酒**（《百病饮食自疗》） 大佛手、大砂仁、大山楂各30g。上药洗净，以黄酒或米酒500ml浸泡1周，随量饮用。功能疏肝行气、醒脾和胃。与上方比较，此方理气调中之功稍逊，也无除痹止痛的作用，主治肝胃不和所致脘胁胀痛、恶心欲呕、纳食不化的病证。

【使用注意】上述三方行气破气之力较强，易动胎气，孕妇服用有损胎元，故孕妇应慎用或禁用。

香楝酒

【来源】《万病回春》

【原料】南木香9g，小茴香、大茴香各9g，川楝肉9g。

【制法与用法】上四味入锅内炒香，加入连须葱白5根，再加水一碗，盖盖煎至半碗水时止，去渣取汁，药汁中加白酒，并调入少许盐即成。空腹一次趁热服完，服后取双膝屈曲位仰卧。若40分钟未效，可再饮服1剂。

【适用人群】功能行气止痛、温中散寒；适用于寒疝腹痛，如少腹或阴囊肿胀疼痛、舌淡苔白、脉沉迟或弦等症的治疗或辅助治疗。

【组方诠解】疝即"腹外疝"，又称"疝气"，俗称"小肠串气"，是指肠腔的一部分离开了原来的部位，通过腹壁、腹股沟或腹腔下等间隙、缺损或薄弱部位，进入阴囊，在皮下形成明显突出，伴有不适感和疼痛表现的疾病。中医学认为本病的成因很多，而肝肾虚衰、感受寒湿，致使肝脉气机阻滞，不通则痛则是最为常见的原因。治疝必治气，但本方主治证乃寒疝腹痛，故又应辅以温散，如此立法，寒湿得除，气机疏通，通则不痛，疼痛自可缓解。方中木香行气止痛，大、小茴香温中散寒除湿，川楝肉专治疝痛。葱白温阳通阳，可促进气机流畅，阳热来复；白酒行气升阳，通脉止痛；盐味咸能软坚散结，在方中可加强疗疝止痛的功力。全方共奏理气散结止痛、温阳散寒除湿之功，临床既可用于寒疝腹痛的治疗，又作为各种疝痛急性发作时的应急止痛之品，正如明代著名医学家龚廷贤在该方附注中所言："极痛者，一服立愈"。

玫瑰露（醴）酒

【来源】《全国中成药处方集》

【原料】鲜玫瑰花1500g（干品减半）。

【制法与用法】将玫瑰花与白酒5000ml，冰糖700g同时放入容器中，密封浸泡30日以上即成。早晚各饮1次，每次15～30ml。

【适用人群】功能疏肝理气解郁、活血和营止痛；适用于气滞血瘀型经病，肝胃不和所致慢性胃炎、溃疡病脘胁疼痛、胀闷不舒等症，以及乳癖的治疗或辅助治疗。

【组方诠解】本方主治病证有三：一是气滞血瘀型月经不调与痛经、闭经等经病；二是肝胃不和气痛证；三是乳癖。乳癖即青壮年妇女乳房部的慢性肿块，类似于乳腺增生及乳腺良性肿瘤，其症状表现正如明代医学家陈实功《外科正宗》所谓："乳癖乳中结核，形如丸卵，或垂坠作痛，或不痛，皮色不变，其核随喜怒消长"，多由郁怒伤肝、思虑伤脾，致使气滞痰凝而成，治疗就肝郁痰凝型宜疏肝理气、化痰消坚。方中玫瑰花为药食两用物品，味甘、微苦，性温，入肝、胃（脾）二经，有疏肝理气解郁、活血和营止痛的作用，以其泡酒，借酒的温散特性而活血通脉之力大增。《本草再新》说："（玫瑰花）舒肝胆之郁气，健脾降火"，《山东中药》更是明确指出："治肝胃气痛，恶心呕吐，消化不良……"所以民间常以玫瑰花沸水冲泡，代茶频饮，治疗肝胃气痛，即出于此理。由于玫瑰花具有活血的作用，因此《药性考》又说："行血破积，损伤瘀痛，浸酒服。"所以本方临床可用于气滞血瘀型经病与外伤瘀肿作痛的治疗。至于乳癖的治疗，《随息居饮食谱》说："调中活血，舒郁结……和肝。酿酒可消乳癖。"说明本方也用于乳癖的治疗。

【附方简介】本方附方有一：

月季花酒（《湖南药物志》）　干月季花瓣研末，每次取3g，以白酒或黄酒冲服。功能行气活血止痛，此方与上方行气活血作用相当，却无和胃消癖之功，因此临床上只用于外伤瘀肿作痛与气滞血瘀型经病的治疗或辅助治疗。

通草白术酒

【来源】《哈尔滨中医》

【原料】通草60g，白术9g，莱菔子9g。

【制法与用法】上药以白酒1500ml，煎至200ml，过滤。频频饮服。

【适用人群】功能降逆止呕；适用于肠梗阻的治疗或辅助治疗。

【组方诠解】肠梗阻即肠内容物向下移动发生困难的病症，其中梗阻不完全的称部分性肠梗阻或不完全性肠梗阻，梗阻程度完全的称完全性肠梗阻，而因肠腔狭窄、外来压迫、异物堵塞等引起的称机械性肠梗阻，由神经麻痹引起的肠运动障碍则称麻痹性肠梗阻。其临床表现主要有阵发性肠绞痛、呕吐、腹胀、便秘、无排气等，这在中医相当于腹痛、呕吐、反胃等证。本方在临床上适用于神经麻痹引起的初发的、比较轻的、不完全的肠梗阻的治疗或辅助治疗。方中主药通草为药材，味甘淡，性寒凉，入肺、大肠、小肠经，因其性质寒凉故有降的作用，味淡则有升的功效，所以能调气机、行郁（瘀）阻，如临床常以本品调气通窍、行瘀通经下乳的功力，治疗小便不通、鼻塞鼻窒、月经闭止与乳汁不通等病证。如金代著名医学家李东垣说："通草泻肺利小便"，即该药味淡主升能宣其上窍，上窍即宣，气机调畅，故前阴尿闭得通，后阴便秘也通，因此肠道梗阻也因下窍通利而得以畅通。白术为辅药，为可用于保健食品的物品，在方中益气补中，促进运化，盖脾运复常，升降相因，六腑通降，诸如腹胀腹痛、呕吐反胃等不适即可消除，如《本草汇言》说："白术，乃扶植脾胃、消食除痞之要药也。"《日华子本草》也说："止反胃呕逆"。莱菔子即萝卜籽，为佐药，属药食两用物品，味辛性温，入肺、胃二经，功能化痰止咳平喘、行气消食除痞，本方即取其第二方面的作用，正如《滇南本草》指出的："（莱菔子）下气宽中，攻肠胃积滞，治痞块。"白酒为使药，以其辛散温通之力达到温通气机、疏通郁阻的目的。全方合用有顺气导滞、降逆止呕的作用，故可用于肠梗阻的治疗或辅助治疗。

七、活血祛瘀类茶饮与药酒药膳方

（一）概述

1. **概念**　活血祛瘀类药膳即指具有活血祛瘀作用的茶饮、药酒等药膳。

2. **适应证**　适用于血瘀证，如头痛身痛、胸痛胁痛、外伤疼痛、瘀肿包块、痛经闭经、产后恶露不行等症的治疗或辅助治疗。

3. **应用**　血瘀证一般可由寒凝血阻、气滞血瘀、气虚失摄与外伤瘀阻等原因引起；常会出现疼痛、肿块、出血及面色黧黑、肌肤甲错、舌有瘀点瘀斑、脉细涩或结代等表现；治疗当以祛除瘀血之法为主，像《素问·至真要大论》的"留者攻之""逸者行之""坚者削之"及"薄之"，还有《素问·阴阳应象大论》的"血实宜决之"等即是活血祛瘀类药膳的立法依据。现代研究证实，本类方药能扩张血管、加速血液运行、改善微循环、抑制血小板凝结、降低血凝、抑制肿瘤细胞生长、促进增生性病变的转化和吸收，对炎症能减少渗出、促进吸收或使病灶局限，调节代谢失常、增强机体免疫功能，促进骨折愈合等，因此广泛用于冠心病、脑血栓形成、中风后遗症、紫癜、慢性肝炎、肝硬化、肿瘤、外科感染、急腹症、脑外伤综合征、宫外孕、血栓闭塞性脉管炎、创伤以及多种妇科病、皮肤病等多种病症。

4. 常用药材与食品　活血祛瘀类药膳除选用川芎、红花、丹参、益母草等药材与山楂、桃仁、当归、肉桂等药食两用物品外，亦常选用核桃、红糖、白酒、醪糟等食品。另外，因为酒辛散温通，有疏通血脉的作用，所以活血祛瘀类药膳以酒剂等药膳最为常用。

5. 应用注意事项

（1）配用行气物品。由于气为血之帅，气行则血行，因此活血祛瘀类药膳除用活血祛瘀的药、食外，也需适当配以行气的药材或食材。

（2）辅以扶正之品。活血祛瘀类方剂多属削伐之品，祛邪也伤正，所以不可过用、久用，临床常常要辅以扶正之品，使瘀消而不伤正。

（3）注意使用禁忌。本类药膳能促进血液循环，加速血液运行，故月经过多、或孕妇均当慎用或禁用。

（二）茶饮药膳方选

益母草红糖茶

【**来源**】《常见病中医临床治疗手册》

【**原料**】益母草60g，红糖50g。

【**制法与用法**】益母草水煎取汁，加入红糖令溶。顿服，服后以热水袋暖小腹。

【**适用人群**】功能活血祛瘀、温经止痛；适用于血瘀型经病与产后腹痛，如月经延后、经行不畅、色黑有块、小腹及腰部疼痛而经后缓解、或有月经闭止，及其产后腹痛拒按、恶露量少、色黯有块，舌黯、脉沉紧或弦涩的治疗或辅助治疗。

【**组方诠解**】方中主药益母草为可用于保健食品的物品，一名坤草，味辛微苦，性凉微温，善入肝经血分以活血祛瘀，专于调经通经，一向为妇科大夫所推崇，被誉为"妇科经产之要药""胎前胎后之要剂"，故有益母草、坤草诸名称。临床凡瘀滞之病证，无论经带胎产，还是杂病，均可应用。现代研究发现，益母草能兴奋子宫，使子宫收缩力与紧张度增强、频率加快；临床观察表明，其对内分泌失调所致的月经不调、痛经闭经、癥瘕积聚（即腹部包块）等病证，以及子宫收缩不良引起的难产、胞衣不下、产后腹痛、恶露不尽等病证均有治疗作用，同时单用、合用都有效。本方除益母草外，尚有一味红糖，红糖在方中，一可增强益母草的活血效力，二能温散寒邪、缓急止痛。全方合用，即有活血祛瘀、温经散寒、缓急止痛的作用，故治血瘀型经病、产后腹痛有效。

【附方简介】本方附方有一：

山楂益母茶（《中国中医药报》）　山楂30g，益母草10g，红茶5g。以上各味，放入茶杯内，沸水冲泡，代茶饮用。此方功能活血祛瘀、温经散寒、消食化滞，与上方比较，此方活血功力较强，同时兼具消食化滞之功，临床除用于血瘀经病、产后腹痛的治疗外，也用于冠心病、高脂血症的防治。

桃仁山楂代茶饮

【来源】《中国药膳》

【原料】桃仁6g，山楂12g，陈皮3g。

【制法与用法】以上各味，开水冲沏或水煎，代茶饮。

【适用人群】功能活血祛瘀、通脉止痛；适用于血瘀型冠心病，如心前区刺痛、痛处固定、日久不愈，伴胸闷、心悸、舌黯有瘀点瘀斑、脉弦涩或结代的治疗或辅助治疗。

【组方诠解】本方主治血瘀较为明显的冠心病。由于寒凝、热结、痰阻、气滞或是气虚等因素皆可导致血行郁滞以至瘀血，而冠心病心绞痛、心肌梗死等皆为血脉闭阻、血行郁滞、组织缺血缺氧引起，因此血瘀与血瘀证即是冠心病的基本病理改变、基本临床证型。又因为活血、通脉的治法，即扩张血管，能改善组织血液循环，使缺血缺氧状态得以纠正，所以本方既可作为血瘀较为明显的冠心病的治疗药膳茶饮，又能作为各型冠心病调治的基本药膳茶饮。方中各味皆为药食两用物品，桃仁是中医方药中常用的活血之品，既能活血祛瘀，也可润肠通便、止咳平喘，现代研究也发现其有显著的抑制血液凝集的作用，是活血作用较强的中药。山楂传统上多用于食积食滞证的治疗，以消肉食为特点，而因其性温，亦入肝经，故也有散瘀血、止疼痛的作用，常用于瘀血腹痛、癥瘕包块的治疗。现代研究发现，山楂对心血管系统有多方面的作用，如能增强心肌收缩力、增加心输出量、减慢心率，能扩张冠状血管、增加冠脉血流量、降低心肌耗氧量和氧利用率，有抗心律失常的作用，能降低血清胆固醇及动脉壁上沉积的脂质，因此可用于冠心病心绞痛、高血压眩晕和高脂血症等心血管疾病的治疗或辅助治疗，是较为理想的防治冠心病亦食亦药的佳品。陈皮行气导滞，以助桃仁、山楂活血祛瘀，即所谓"气为血帅""气行则血行"之义。上三味共奏活血、通脉、止痛之功，可用于血瘀型冠心病的治疗与各型冠心病的辅助治疗。

【附方简介】本方附方有二：

1. **丹参茶**（《中国药膳学》）　丹参6g，开水冲泡，代茶饮。

2. **田七丹参茶**（《全国医药产品大全》）　田七100g，丹参150g，白糖适量。上药加工成棕色颗粒茶，每袋20g。一次1袋，一日3～4次，开水冲服。

此两方与上方功能基本相同，相比较而言，上方活血作用强于此两方，而因丹参兼具养血安神之功，田七（即三七）尚有益气之力，所以方一适于血瘀型冠心病心绞痛胸闷心痛、心悸失眠等症的治疗，方二适于血瘀为主兼见气虚的心绞痛的治疗。

荷叶菖蒲饮

【来源】《中华临床药膳食疗学》

【原料】荷叶10g，延胡索10g，石菖蒲20g。

【制法与用法】锅内加水适量，先煎延胡索20分钟，再入荷叶、菖蒲共煎15分钟，取汁200ml，分2～3次饮服，服时加红糖少许调味。一日1剂，连服7～10天。

【适用人群】功能祛痰化瘀、通脉止痛；适用于痰瘀闭阻型冠心病，如胸闷胸痛、或轻或重，痛有定处、遇阴天易发作、日久不愈，或有体胖痰多、头晕头痛、恶心纳呆、身重困倦，舌有瘀点、苔白腻，脉弦或弦滑的治疗或辅助治疗。

【组方诠解】本方主治痰瘀闭阻所致的冠心病心绞痛。该方证多见于形体肥胖之人，或嗜食肥甘厚味者，由于痰湿内生、阻滞气机，气机阻滞，血液运行也会不畅通，因此痰瘀互结、闭阻心脉、不通则痛就会引发胸闷胸痛等症。治宜祛逐痰湿、活血祛瘀、通脉止痛。方中荷叶为药食两用物品，芳香化浊、清利头目，可使痰湿之邪从下而去，使清阳上升；另外，孟诜《食疗本草》谓其"破血"，李时珍《本草纲目》也说："（荷叶）散瘀血"，现代研究发现本品能扩张血管、降脂降压，因此荷叶既能化湿除痰，也可活血祛瘀，在方中为主药。石菖蒲辛温，具去湿化痰开窍、理气活血止痛之功，与荷叶有协同作用，在方中是辅药。延胡索辛温，专入肝经，有理气止痛、活血散瘀的作用，可广泛用于胸胁脘腹诸痛、风湿痹痛、跌打伤痛与月经疼痛的治疗，是为佐药。红糖既可调味，也能温经、活血、止痛，在方中是使药。全方合用，共奏祛痰化瘀、通脉止痛之功，临床可用于冠心病而表现体胖痰多，或兼有高血压、颈椎病、大脑基底动脉供血不全等病症的治疗或辅助治疗。

【附方简介】本方附方有二：

1. **丹参绿茶**（《养生治病茶疗方》） 丹参9g，绿茶3g。丹参制粗末，与茶叶一起放杯内，沸水冲泡，代茶频饮。

2. **山楂荷叶茶**（《辽宁中医杂志》） 山楂15g，荷叶12g。水煎取汁、代茶饮服。

此两方功用均同上方，但方一化痰除湿之力不足而兼具解郁作用，方二活血祛瘀之功稍差而兼具消食功效。

（三）药酒药膳方选

月季酒

【来源】《中药临床应用》

【原料】月季花12g，当归30g，丹参30g。

【制法与用法】上物切碎，与黄酒1000ml共置于容器之中，密封浸泡一周，过滤取汁，入冰糖50g搅匀溶化即成。每日饮服2~3次，每次饮15~30ml。

【适用人群】功能活血祛瘀、调经止痛；适用于血瘀型月经不调与痛经、经闭证，如经行后期、月经量少、色黑有块，或月经数月不行，小腹疼痛难忍、或有拒按，舌黯或有瘀点瘀斑、脉沉涩等症的治疗或辅助治疗。

【组方诠解】本方以活血祛瘀物品为主组成，主治血瘀经病。方中月季花又名月季红、月月红、月月开、四季花，味甘微苦、性温，入肝经，具活血调经、解毒消肿之功，单用、合用，水煎、泡酒均有效，外用宜捣烂敷患处，如《现代实用中药》记载："活血调经。治月经困难，月经期拘挛性腹痛。外用捣敷肿毒，能消肿止痛。"当归、丹参活血祛瘀、养血补血，皆为妇科主药，尤其丹参，因其作用平和，古有"一味丹参，功同四物"之说，是说其功效类似于由当归、熟地、白芍与川芎四味药物组成、具补血和血之功的"四物汤"，故历代广泛用于治疗妇科疾病，尤其是瘀血所致的各种病证，像月经不调、痛经、闭经、带下、产后儿枕作痛、胞衣不下、恶露不尽与恶露不下等均可应用。黄酒温中散寒、行气散瘀。冰糖性凉，可遏制本方温燥太过，以免阴液损伤。以上各味合用即具有活血祛瘀、调经止痛的作用，临床可用于血瘀型经病的治疗或辅助治疗。

【附方简介】本方附方有二：

1. **当归元胡酒**（《儒门事亲》） 当归、红花、延胡索、制乳香、制没药各15g。上物捣碎，纱布包裹，以白酒浸泡一周。每日早、晚空腹各饮一小盅。

2. **红花饮（酒）**（《集验良方》） 红花、当归、苏木各10g，先水煎红花、苏木，再煎当归，并加入适量白酒，煎好后去渣取汁，兑入红糖令化，分3次饭前温饮。

此两方功用均同上方，但方二活血之力最强，方一次之，上方较弱，而方一主要用于痛经的治疗，方二除用于月经病的治疗外，也用于外伤瘀肿作痛的治疗。

【使用注意】以上三方均具活血祛瘀之功，故孕妇忌服。

益母草饮（酒）

【来源】《闽东本草》

【原料】益母草30g，乌豆30g，红糖30g，老酒30ml。

【制法与用法】以上各物，炖煮，分次温饮。一日1剂，连用7天。

【适用人群】功能活血化瘀、通经止痛；适用于瘀血内停、经脉受阻、血行不畅所致的月经不调、痛经、经闭及产后腹痛、流血不止、恶露不尽或崩漏等症的治疗或辅助治疗。

【组方诠解】方中主药益母草是可用于保健食品的物品，为妇科活血行瘀、调经止痛的常用药物，凡月经不调、痛经、闭经、癥瘕积聚及其产后腹痛等而属于瘀滞之证皆可使用。同时其活血功能还有祛瘀生新、行血不伤新血、生血不留瘀滞的特点，因此即便像血瘀崩漏、产后流血、恶露不尽等症，因属瘀血阻脉、血离脉道、妄行于下，也可用益母草使瘀滞去除、脉道通利、血归于经而出血自止、恶露自尽。乌豆即黑豆、黑大豆，味甘性平，入脾、肾二经，具活血祛瘀、化湿利水、健脾滋肾之功，主治脾肾虚衰、水湿痰饮、瘀血阻滞诸证，临床尤其适用于妇女产后诸病的治疗，如《食疗本草》就说："黑豆主……产后诸疾"，苏皖等地民间也有产后食用黑豆的习俗，所以像产后腹痛、流血、恶露不尽等都可应用。红糖温经通脉、散寒止痛。老酒即陈年白酒或黄酒，此指陈年黄酒，既有酒之散寒行气、活血化瘀之功，兼具补益脾胃之效，与乌豆、红糖在方中一起健脾益胃，以防益母草苦寒伤胃。诸味合用，共奏活血化瘀、通脉止痛之功，而且作用平和、药不伤正，临床可用于血瘀型妇科诸症的治疗或辅助治疗。

【附方简介】本方附方有一：

红花山楂酒（《百病饮食自疗》） 红花15g，山楂30g。上两物以白酒250ml浸泡一周即可。一日服2次，每次饮15～30ml。此方功用基本同上方，唯药力稍峻，且无补肾益脾之功，故对产后诸病而体质虚弱者要慎用。

跌打损伤药酒

【来源】《伤科汇纂》

【原料】当归30g，川芎、桃仁、莪术、紫荆皮各24g，木香24g，五加皮30g，杜仲24g，狗骨或黄牛骨36g（原方为虎骨，已禁用），补骨脂、骨碎补各24g，羌活24g，薏苡仁24g，生地30g，十大功劳24g。

【制法与用法】以上各物以好酒10 000ml浸泡，容器加盖封闭，隔水加热约一个半小时，取出后静置数日、压榨过滤后，即可饮用。用时一次50～100ml。

【适用人群】功能活血祛瘀、理气止痛、强筋壮骨、祛邪除痹；适用于跌打损伤所致的局部疼痛及陈年旧伤、痹病作痛等症的治疗。

【组方诠解】本方主治跌打损伤局部疼痛。跌打损伤虽是外伤皮肉筋骨，但也会内伤气血，致使气血阻滞不通，因此疼痛与肿胀是本病的基本症状表现。而筋、筋膜内属肝脏，骨、骨骼内属肾脏。同时，气血阻滞，郁则生热，故常有心烦、躁热等兼症；病久感寒受湿，病损部位气血被外邪凝滞，又易引起患部冰凉、酸痛不适、遇冷加重等不适。对此治疗应立活血祛瘀、理气止痛、强筋壮骨、祛邪除痹之法。方中当归、川芎、桃仁、紫荆皮及莪术活血祛瘀、疏通经络；木香、莪术理气行滞止痛；杜仲、补骨脂、骨碎补补益肝肾、强筋壮骨、续断理伤，五加皮、狗骨（黄牛骨）并补骨脂、骨碎补强筋壮骨、祛风胜湿；羌活祛风散寒、薏苡仁胜湿化浊，生地、十大功劳清热解毒，并防上药温燥太过伤阴伤血。诸味合用，即有活血理气止痛、散寒除湿清热的作用，主治跌打损伤局部疼痛及陈年旧伤、痹病作痛等症。

【附方简介】本方附方有二：

1. **跌打万应药酒**（《中国药膳大辞典》）　乌豆500g，田七、当归尾、酒白芍、红花、三棱、莪术、川牛膝各6g，苏木、乳香、没药、川芎各4.5g，香附、沉香、青皮、枳壳各6g，木香4～5g，狗骨、鹿筋各15g，川续断、骨碎补、杜仲、补骨脂、五加皮各6g，木瓜4.5g，熟地9g，生地、何首乌、枸杞子各6g，黄芪、茯苓各9g，白术4.5g，羌活、独活、桂枝各9g，龙眼肉120g，远志、乌枣6g。以上各物以适量黄酒拌湿，待酒吸尽后上笼蒸透，再用50 000ml白酒浸泡一个月。取澄清酒液饮用。此方功用均同上方，但补益作用较强；因此可用于素体禀赋不足者发生的跌打损伤肿胀疼痛，或跌打损伤、日久伤正、正气不足病证的治疗。

2. **三七酒**（《中国药膳学》）　三七10～30g，浸入白酒500～1000ml中泡一周。每日服2次，每次5～10ml。此方功能活血祛瘀止痛，与上两方比较，活血作用较弱，也无强筋骨、祛风湿的辅助作用，临床可用于跌打损伤瘀阻疼痛的治疗。

【使用注意】以上三方活血行瘀力量都很强，孕妇均当忌服。

双参山楂酒

【来源】《中国药膳》

【原料】人参6g（或党参15g），丹参、山楂各30g。

【制法与用法】以上各物置于瓶中，以白酒500ml浸泡半月即成。一日服2～3次，每次饮10～15ml。

【适用人群】功能益气通脉止痛；适用于冠状动脉供血不足，冠心病心绞痛等病证而属气虚血瘀型胸痹证，如平素心胸隐痛、胸闷气短、动则喘息、心悸心慌，经久不愈、时发时止、劳倦则病情加剧，舌暗淡或有瘀点瘀斑、脉虚细涩或结代的治疗或辅助治疗。

【组方诠解】本方适用于气虚血瘀型胸痹证。一般来说，胸痹的病机总属本虚标实，其中尤以气虚血瘀病变最为常见。胸痹病位在心，由于"心主血脉""胸痹者，脉不通"的缘故，因此本病常有"心脉痹阻"的病机改变；而心脉痹阻常继发于心气不足，或心阳亏虚病证，又是由于年高气虚，或久病体虚等易致心气、心阳虚损，气虚、阳虚则鼓脉无力、心血供养不足、心脉即会失养，若再遇劳倦过度，又会导致心气、心阳的进一步虚损，气虚不行血，阳虚不鼓脉，即引起血行涩滞不畅、瘀血痹阻心脉、不通则痛，这样就会发生心胸憋闷疼痛。治宜益气通脉止痛。方中人参（党参）大补元气，主补五脏，是治疗气虚血瘀型胸痹、改善血瘀状态的治本药物。丹参活血祛瘀、疏通血脉，能改善由于脉管瘀阻、血脉不通而局部组织缺血缺氧的状态，如像冠心病、高血压及风湿热、类风湿关节炎、红斑狼疮、血栓闭塞性脉管炎等病症在平素病情稳定时即可用丹参制剂如复方丹参滴丸等中成药治本，而在发病病情严重时又可用丹参制剂作为基础治疗，就是因为以上病症在病理上存在着血瘀导致血虚、局部组织失养的缘故；山楂消食导滞、活血散瘀；白酒升阳通脉、促进血液循行。以上各味，共奏益气通脉、宣痹止痛之功，临床可用于冠状动脉供血不足、冠心病等而中医辨证属气虚血瘀型胸痹证的治疗或辅助治疗。

【附方简介】本方附方有一：

冠心活络酒（《刘惠民医案选》）人参15g，冬虫夏草18g，红花、当归、川芎各15g，橘络、薤白各15g。上物共制粗末，入白酒500ml中，浸泡二周，过滤，加白糖令化。所滤药渣可续白酒500ml，浸泡一周，过滤后加糖再用。每日早、中、晚饭后服1次，每次5ml。此方功用均同上方，但相比较而言，此方功力更强，且兼有通络宣痹的作用。

瓜葛红花酒

【来源】《中华临床药膳食疗学》

【原料】瓜蒌皮25g，葛根25g，红花15g，桃仁、延胡索各20g，丹参30g，檀香15g。

【制法与用法】上物洗净，装一大瓶内，加入高粱酒800～1000ml，浸泡一个月即可。每次饮10ml，每晚1次。

【适用人群】功能祛痰逐瘀、通络止痛；适用于痰瘀闭阻型冠心病心绞痛，如胸闷心痛、体胖痰多、身重困倦，舌胖黯淡或有瘀斑、苔白腻，脉滑或沉涩等的治疗或辅助治疗。

【组方诠解】本方主治痰瘀闭阻所致的冠心病心绞痛。因痰为阴邪，黏腻重浊，故易于阻遏气机，使气滞不行，加之多痰者常有气虚的表现，如此气滞血行就会瘀阻，气虚运血也会无力，这样极易形成瘀血阻滞，而血滞心脉、不通则痛，因此就能引起胸闷心痛。治当祛痰逐瘀、通脉止痛。方中瓜蒌皮即植物栝蒌的果皮（亦称栝蒌皮），味甘、微苦，性寒，有化痰散结、宽胸利气的作用，常用于痰凝血瘀、胸阳痹阻所致胸闷心痛的治疗，如中国医学科学院药物研究所《中药志》说："涤痰结"，近代王一仁《饮片新参》云："宽胸痹"，李时珍《本草纲目》更是明确指出："张仲景治胸痹痛引心背（即真心痛，相当于冠心病心绞痛），也用栝蒌……"。葛根为药食两用物品，具发表解热、解肌止痛、升阳透疹、除烦止渴之功，主治外感病发热、头痛项强、麻疹疹出不透、热病口渴或消渴证；而因其味辛，故《临床中药辞典》称也有"破血""通诸痹"的作用，现代研究证实葛根及其提取物葛根总黄酮有较明显的扩张冠状动脉、增加脑血流量及降压的作用，用治冠心病心绞痛、高血压等有效，像葛根酒浸膏片、葛根糖浆（单用葛根）、葛根黄酮片（葛根提取物）、冠心片（由葛根、丹参、川芎等组成）等已开发并用于心绞痛的治疗，疗效是肯定的。丹参、桃仁、红花与延胡索（即元胡、玄胡）活血祛瘀、通脉止痛。檀香行气通脉，白酒升阳通脉，二者可助诸药活血祛瘀的药力。诸味合用，有祛痰逐瘀、通脉止痛的作用，主治痰瘀闭阻型冠心病心绞痛。

黄牛脑子酒

【来源】《寿世青编》

【原料】黄牛脑子1个，白芷、川芎各9g。

【制法与用法】牛脑切片，与另外两物同入瓷器内，加白酒或黄酒适量煮沸，趁热食之。

【适用人群】功能祛风活血止痛；适用于头风证，如头痛经年不愈、时发时止，发时如锥如刺、痛处固定不移，舌有瘀斑、脉细涩的治疗或辅助治疗。

【组方诠解】本方主治头风证。头风指经久不愈、时发时止的头痛证，像血管性头痛、紧张性头痛、脑外伤后遗症头痛等即多属头风。如明代医学家方隅《医林绳墨》指出："浅而近者，名曰头痛；深而远者，名曰头风。"本证多因风寒或风热侵袭，或痰瘀阻遏头部经络所致。因病程较久，久病必瘀，故多有脉络瘀阻；而又因每遇风吹而发，故也与风邪阻络有关。治当祛风活血止痛。方中牛脑子味甘性温，具祛风、定眩、止痛之功，可用于头痛、头风、眩晕等症的治疗，是中医"脏器疗法""以脏补脏"的具体应用。白芷为药食两用的物品、川芎是可用于保健食品的物品，二者具活血祛瘀、通脉止痛之功，均为治疗头面疼痛的常用药材，尤其川芎更是各种头痛的必用之品，而且疗效是肯定的，像治外感风寒头痛，可用川芎茶调散（见解表散邪类茶饮与药酒药膳方）、川芎芥穗露（见解表散邪类茶饮与药酒药膳方）；风热头痛可用菊花茶调散（见解表散邪类茶饮与药酒药膳方）、芎茶饮（川芎、陈茶叶）、复方蔓荆子酒（蔓荆子、薄荷、防风、川芎）；内伤血虚头痛可用当归芎芷酒（见本方附方），肝阳头痛可用芎麻饮（川芎、天麻）；瘀血头痛可用本方……正如金元时期著名医学家李东垣指出的："头痛须用川芎"。酒既能升阳散邪，又可活血通脉。诸味合用，共奏祛风散邪、活血止痛之功。临床可用于头风证的治疗或辅助治疗。

【附方简介】本方附方有二：

1. 当归芎芷酒（《普济方》）　当归、川芎、白芷各10g，以好酒煎服，每日1剂，分3～5次饮服。此方功能同上方，适用于各种疼痛，尤其是头痛、痛经的治疗。而药廉易得，适应范围也广，故临床用之较多。

2. 核桃煮酒（《疾病的食疗与验方》）　核桃仁5枚，白糖50g，黄酒50ml。核桃并白糖捣烂成泥，入锅内同时倒入黄酒，小火煮10分钟，一次服完，每天2次，连续饮服3～5天。此方功能基本同上方，但祛风之力不足，临床常用于脑外伤后遗症头痛等病证的治疗。

鸡蛋红糖醪糟

【来源】《茶饮与药酒方集萃》

【原料】红糖30g，鸡蛋1枚，醪糟1小碗。

【制法与用法】醪糟加水适量、煮沸，鸡蛋打碎入锅内成鸡蛋花，离火，加红糖调匀，趁热一次服完。

【适用人群】功能补脾养血、活血通络、温经通乳；适用于产后乳房胀痛、乳汁排出不畅或乳房不胀、乳汁甚少或全无等症的治疗或调补。

【组方诠解】本方为作者收集四川地区民间验方，适用于产后乳汁排出不畅或产后缺乳的调治。缺乳、乳汁排出不畅，就目前临床实际而言以气滞、络阻、痰凝等最为多见，气滞乃七情不调、肝失条达、气机阻滞所致；络阻可因感寒、气滞等诸多原因，致使络脉闭阻；痰凝常由气虚、体胖之人膏粱厚味太过、聚湿生痰所致。本方主治病证即为络阻型乳汁排出不畅及其无兼症、无伴症的单纯型缺乳。治宜补脾养血、活血通络、温经通乳。本方主治证虽为络阻型、单纯型乳汁排出不畅与缺乳，但由于产后产妇整体性的改变是气血不足、正虚感寒、气血阻滞，因此治疗应考虑补虚扶正、散解寒邪、通脉逐瘀。方中红糖温经散寒、健脾益胃；鸡蛋为血肉有情之品，能滋养阴血，以助生化之源；醪糟即酒酿既能健脾益胃，更能活血通经，是治疗产后乳汁不畅与缺乳的绝好食品。三者合用，补益脾胃、扶助正气，乳汁化生有源；散寒通络，阳热来临、脉络流通，乳汁排出通畅；活血通经、血脉壅滞消除，乳汁自能排出。如此全方即有补脾养血、活血通乳的作用，适用于络阻型、单纯型乳汁不畅与缺乳的治疗或调补。

【附方简介】本方附方有一：

涌泉酒（《验方新编》）　当归7g，天花粉、王不留行各10g，炙穿山甲5g，甘草10g。上物共为粗末，每取7g，与黄酒二杯同煎至一杯，候温饮服，一日2次。此方功能基本同上方，相比较而言，上方补脾养血之力较强，此方活血通络之力较强，所以此方主治络阻型乳汁不畅与缺乳。

牛膝木瓜酒

【来源】《新中医》

【原料】牛膝（最好用川牛膝、熟牛膝）、木瓜各50g。

【制法与用法】上物以白酒500ml浸泡一周，用后还可再连续浸泡1次。每晚临睡前服1次，用量可视个人酒量而定，以不醉为度。

【适用人群】功能活血理气、消胀止痛；适用于术后肠粘连腹胀、腹痛等的治疗或辅助治疗。

【组方诠解】本方主治术后肠粘连。肠粘连乃肠管与肠管之间、肠管与腹膜之间、肠管与腹腔内脏器之间发生的不正常粘附；临床可由化脓性和结核性感染、外伤或手术时损伤肠道浆膜层等引起，而手术则为最常见的原因，一旦发生肠粘连，患者经常腹胀、矢气减少、腹部疼痛，严重还可引起肠梗阻。从中医学的观点分析，本病的病机是血瘀积聚、气机阻滞、胃肠失和，所以治疗应立活血化瘀、理气和胃、消胀止痛之法。方中牛膝为可用于保健食品的物品，有祛瘀止痛的作用，可治血瘀型腹痛，像东晋著名医家葛洪《肘后备急方》，就有单味牛膝浸酒治疗"暴症，腹中有物如石，痛如刺，昼夜啼呼"的记载；木瓜为药食两用的物品，有理气和胃除胀的功效，如《本草再新》就说：木瓜"和胃……通经"，《日用本草》也说：治"腹胀善、心下烦痞"；白酒辛温可行气活血。三者合用，共奏活血理气、消胀止痛之功，临床可用于手术后肠粘连的治疗或辅助治疗。

【使用注意】肠粘连发生肠梗阻且有危症者，应考虑手术治疗，以免贻误病情。危症解除后，还可使用本药酒来调治。

桃花白芷酒

【来源】《浙江中医杂志》

【原料】桃花250g，白芷30g。

【制法与用法】上两物与白酒1000ml同置容器内，密封浸泡一个月后即可使用。同每日早、晚或晚上饮酒1~2盅；同时倒少许酒于掌中，两手对擦，待手掌热后再来回擦面部患处。连用1~2个月。

【适用人群】功能活血除湿、通络祛斑；适用于面黯、黑斑与黄褐斑的治疗或辅助治疗。

【组方诠解】本方主治面黯、黑斑与黄褐斑等皮肤科病症。该类皮肤病症虽说在面部，是局部病变，而在中医则认为其与阳明经湿浊、瘀血阻滞有密切关系，这是因为面部属阳明经循行的部位，湿性秽浊、致病易出现面垢色斑、瘀血阻滞、脉络不通而皮肤尤其是颜面常发黯、变青、变黑的缘故。治疗应以活血通脉、除湿去秽为法。方中桃花鲜红娇艳，禀受春天生发之性，入药能除旧布新，使血脉畅达、秽浊尽去，浊去清生、面色自然白净红润，譬如孙思邈在其《备急千金要方》中就指出："以酒渍桃花服之好颜色"。白芷为药食两用物品，味辛性温，具祛风燥湿、活血止痛之功，在方中，一则活血祛瘀通络，与桃花有协同作用，《日华子本草》就说："破宿血，补新血……去面皯疵瘢"；二者祛风燥湿除秽，如《本草求真》指出："白芷……为阳明胃经祛风散湿主药。故能治……面黑瘢疵者是也。"白酒散邪通脉。以上配伍，使该酒具有活血通脉、除湿去秽的作用，适用于湿浊内阻、脉络滞涩所致面黯、黑斑与黄褐斑的治疗或辅助治疗。

【使用注意】因本方有活血通经的作用，所以妊娠期及哺乳期妇女不宜使用本方。

八、止血类茶饮药膳方

（一）概述

1. 概念 止血类药膳是指具有止血作用的茶饮等药膳。

2. 适应证 适用于出血证，像吐血、衄血、咯血、便血、尿血、肌肤紫斑，妇女月经过多、崩漏，以及跌打损伤出血等症的治疗或辅助治疗。

3. 应用 出血证，就其病因而言，有血热妄行、气虚不能摄血、阳虚不能温经及瘀血阻络、血不归经与冲任虚损、失固等情况；就其部位而言，有上窍出血、下窍出血以及内外出血之分；就其病情而言，有轻重缓急的不同。因此，止血法的运用，也当根据出血的原因和具体证候，从整体出发，选择性质相宜的止血药材与食品，并进行必要的配伍，才能收到满意的疗效。一般来说，血热者，宜凉血止血，并与清热泻火的药、食配伍；瘀血者，宜祛瘀止血，并与活血、行气的药、食配伍；阳气虚损不能摄血者，宜温经收涩止血，并与温阳、益气的药、食配伍；冲任虚损失固者，宜调养冲任并兼以止血；急症、重症，则采用急则治标之法，迅速止血；缓症、轻症，要采用缓则治本之法，或标本兼顾。如像《素问·阴阳应象大论》的"定其血气，各守其乡"，《素问·至真要大论》的"散者收之"等即为止血法的立法原则。

4. 常用药材与食品 止血类药膳以大蓟、白及、三七、艾叶、炮姜、侧柏叶、仙鹤草、血余炭等药材，小蓟、荷叶、槐花、白茅根等药食两用物品，以及莲藕、柿饼、木耳等食材最为常用。另外，因为酒味辛性温，具行血温经之功，能加速血液运行，所以止血类药膳一般不用酒剂。

5. 应用注意事项

（1）应辨证用膳。止血类药膳使用时，应辨清其病因、病位，审因论治，辨证用膳。

（2）使用收敛止血与凉血止血药膳不可过度。由于收敛止血与凉血止血两法都有留瘀之弊，因此使用此两类时需要注意。

（3）宜于轻症、缓症的调治。止血类药膳作用多缓和，宜于轻症、缓症，对失血重症、出血量较大的病症，应以药剂为主，否则难于及病，甚至有可能发生虚损之证或是危及生命。

（二）茶饮药膳方选

仙鹤草汁与仙鹤草茶

【来源】《贵州民间方药集》《常见病验方研究参考资料》

【原料】仙鹤草30g。

【制法与用法】"仙鹤草汁"，是把新鲜仙鹤草捣烂，加水一小碗，搅匀、过滤取汁，再加白糖调味，一次饮完，一日2～3次。"仙鹤草茶"，是把干品仙鹤草制成粗末，加红糖适量，水煎代茶频饮。

【适用人群】功能收敛止血；适用于咯血、吐血、尿血、便血等诸种出血证，特别是吐血、咯血的治疗或辅助治疗。

【组方诠解】方中仅仙鹤草一味，仙鹤草苦涩性平，因其涩故能收敛止血，而其性平，寒热性质不甚明显，所以不论寒热虚实，凡宜于收敛止血者皆可选用；其所含仙鹤草素能缩短凝血时间、促进血小板生成，而所含鞣质等也有止血作用。仙鹤草的止血作用不仅为民间所熟知，而且已制成各种制剂在临床广泛使用，正如《现代实用中药》所言："（仙鹤草）为收敛止血剂……适用于肺病咯血、肠出血、胃溃疡出血、子宫出血、齿科出血、痔血……等症。"仙鹤草虽适用于无明显瘀滞及邪热的各种出血证，而仙鹤草汁以具清热之功的白糖调味，故宜于兼有热象出血证的治疗；仙鹤草茶以具散瘀之功的红糖调味，又宜于伴见瘀滞出血证的治疗。

柿饼乌豆墨汁茶

【来源】《中药大辞典》

【原料】柿饼30g，乌豆10g，墨汁适量。

【制法与用法】前二味水煎取汁，入墨汁当茶服。

【适用人群】功能凉血、散瘀、止血；适用于血淋证，如尿色红赤、或夹紫黑血块、溲频短急、灼热疼痛，或有小腹满急疼痛，舌尖红、苔薄黄、脉数等的治疗或辅助治疗。

【组方诠解】本方主治血淋证。血淋由膀胱湿热偏盛、热伤血络、血热妄行、血随尿出而成，其病机特点为热伤阴络、渗入膀胱、脉络阻滞，故治当清热、凉血、止血为主，兼以散瘀、通脉、止痛。方中柿饼甘涩而寒，味涩而能收，故具收敛止血之功，性寒则能清，又具清热凉血之力，在方中既能止血以治病标，亦可清热以治病本。乌豆有活血祛瘀、化湿利水的作用，如《名医别录》说其"通瘀血"，《食经》记载可"除五淋"（淋证包括血淋在内的五种淋证，而凡是淋证都与膀胱湿热密切相关。因乌豆具有化湿利水之功，故说其可除五淋）。墨入药以陈旧者为佳，故有陈墨、古墨之别称。墨色黑、味辛、性温，故有化瘀止血之功，像《开宝本草》即谓："墨辛温无毒，主止血"，其与柿饼合用，既能增加方中止血的功力，而又不至收敛、凉血过度，可防止血留瘀之弊。上三味合用，共奏清热化湿、凉血止血、散瘀止痛之功，故治血淋证，如泌尿系感染、尿路结石等有效。

【附方简介】本方附方有一：

柿叶速溶饮（《常见病的饮食疗效》）　鲜柿叶3000g，白糖适量。柿叶切碎，加水浓煎取汁，小火浓缩至稠黏，再加白糖吸干药汁并轧粉装瓶。一日3次，每服15g，沸水冲饮。功能收敛、凉血、止血，与上方比较，无散瘀通脉之功，临床可用于各种出血证的治疗。

竹茅茶

【来源】《江西草药》

【原料】淡竹叶、白茅根各10g。

【制法与用法】上物放在保温杯中，以沸水冲泡，盖严、泡焖半小时，代茶频饮。

【适用人群】功能凉血止血、清热利尿；适用于尿血、血淋证的治疗或辅助治疗。

【组方诠解】方中淡竹叶、白茅根皆为药食两用物品。白茅根是凉血止血的常用药材，入肺、胃、膀胱经，现代研究证实，该药能降低血管通透性，并能缩短出血与凝血时间，广泛用于鼻衄、咯血、吐血、便血、尿血等热证出血及淋病的治疗。由于其味甘性寒，又不黏腻，因此《神农本草经疏》说："虽寒而不犯胃"，《本草正义》言："凉血而不虑其积瘀"，同时本品还有利尿通淋的作用，所以以尿血、血淋等症最为适宜。淡竹叶性寒，有清心火、利小便的作用，能加强方中清热的功力，也可协助白茅根利尿通淋。上两味合用，有凉血止血、清解热毒、利尿通淋的作用，可用于肾炎、肾盂肾炎、急性膀胱炎、尿道炎等中医诊断为血热尿血与湿热淋病的治疗或辅助治疗。

【附方简介】本方附方有一：

白茅根饮（《中草药新医疗法资料选编》） 白茅根、车前子（布包）各30g。上二物水煎取汁，并加白糖15g调味，代茶频饮。此方功能同上方，而利尿通淋作用更强，主要适用于血淋证的治疗。

槐花栀子茶

【来源】《经验良方》

【原料】生槐花、炒槐花各15g，炒栀子30g。

【制法与用法】上三物共制粗末，每服6g，沸水冲泡，代茶饮服。

【适用人群】功能清热凉血、止血通便；适用于肠风脏毒及痔疮出血的治疗或辅助治疗。

【组方诠解】本方主治肠风脏毒、痔疮下血等症。中医认为，大便下血鲜红者为肠风，紫暗者为脏毒，肠风因风热邪气蕴结大肠，热迫血络引起，脏毒由湿热蕴结、久蕴化毒、损伤肠脏所致，脏毒多由肠风发展而来。痔疮是肛门部有痔核突出的一种疾病，常由饮食失节、坐立过久、长期便秘及妊娠等原因引起，其病机为气血郁阻、血热互结、脉络损伤，也是导致大便下血的一个常见原因。痔疮出血多血色鲜红，并常伴有肛门异物感或肛门疼痛，局部检查时可发现内痔或外痔。方中槐花、栀子皆属药食两用物品。槐花苦寒，入大肠经，有凉血止血、清热的作用，可用于因热所致的各种出血，而传统中医认为对便血、痔血、血痢及妇女崩漏效果较好，如《日华子本草》就说槐花："治五痔并肠风泻血、赤白痢。"栀子苦寒，既能清热泻火，又可止血通便，另外《本草纲目》记载：栀子"治……损伤瘀血"，近代也有用栀子外治疗扭挫伤的报道，说明栀子兼具活血散瘀通脉的作用。以上配伍使本方既能清热凉血、止血通便，也可活血行瘀，同时槐花半量及栀子炒用，可缓和苦寒之性，不致损伤脾胃，因此可用于大便下血、痔疮出血等的治疗。

【附方简介】本方附方有二：

1. **槐叶茶**（《食医心镜》） 嫩槐叶500g。碾成粗末，每日1次，每次取15g，沸水冲泡15分钟，加入适量白糖或冰糖调味，代茶饮服。槐叶功用基本同槐花，但其性平，无明显的寒热性质，故方中以清热的白糖或冰糖调味，以加强凉血止血的功力，所以此方也用于肠风下血、痔疮出血等症的治疗。

2. **槐角饮**（《杨氏简易方》） 槐角子9g，车前子（布包）、木通各6g，茯苓6g，生甘草2g。上物水煎取汁，代茶饮用。此方槐角功同槐花，又配用了清热凉血、利尿通淋的车前子、木通，利水渗湿的茯苓，清热泻火、通淋止痛并调和诸药的生甘草，使全方即具清热泻火、凉血止血、利尿通淋的作用，因此可用于血热尿血、湿热淋病等症的治疗。

木耳芝麻茶

【来源】《家庭科技》

【原料】黑木耳60g，黑芝麻15g。

【制法与用法】以上木耳、黑芝麻先拿出一半炒熟，木耳炒焦、芝麻炒香，然后生熟混合碾碎备用，或生熟一起加水煎沸半小时取汁入瓶。服用时，每取粗末10~15g，沸水冲泡，代茶频饮；或取煎汁100ml，加白糖适量，当茶饮。

【适用人群】功能凉血止血、润肠通便；适用于肠风下血、痔疮便血，如大便下血、血色鲜红、口干口渴、头晕目眩，大便燥结、艰涩不畅，或检查可发现内痔、外痔，舌红苔黄、脉数的治疗或辅助治疗。

【组方诠解】方中主药黑木耳为食材，味甘性平，入肺、胃、大肠经，具补气养血、润肺止咳、凉血止血之功，主治气虚血弱、阴虚肺燥咳嗽，胃阴不足、肠津亏乏所致咽干口燥、大便燥结，还有咯血、吐血、衄血、便血、痔疮出血以及崩漏等诸多病证，本方即取其凉血止血、润燥利肠的作用，生用凉血功力强，熟用炒黑令其止血效力大增。黑芝麻属药食两用物品，在方中主要起益精养血、润肠通便的作用。白糖性凉，能加强木耳凉血止血的功力。诸物配合，既能凉血止血，又可润肠通便，故血热所致便血、痔疮下血，尤其是伴有大便燥结、艰涩不畅的病证最为有效。

【附方简介】本方附方有一：

黑木耳红枣饮（《健康》） 黑木耳15g，红枣（掰开）10枚。上二物加水煎汁，代茶饮，一日1剂，连服一周。此方功能基本同上方，与上方比较，上方侧重于润肠通便，此方偏重于益气养血，所以此方适用于血热出血，如月经过多、痔疮便血等而病程较久、气虚血弱的病证。

四鲜止血饮

【来源】《杭州市中医验方集锦》

【原料】鲜白茅根30g，鲜藕（去节）500g，鲜荷叶（去蒂）1张，柿饼（去蒂）1个，鲜鸭梨（去核）1个，红枣（掰开）10枚。

【制法与用法】以上白茅根切成段、荷叶撕碎、柿饼切块，加水煎煮取汁，然后加入事先准备好的藕汁与梨汁，再稍稍煎沸即可。一日1剂，不拘时候代茶频饮。

【适用人群】功能凉血止血、养阴清热；适用于久病或热病之后阴虚火旺、迫血妄行所致的各种出血，如咯血、吐血、齿衄等而伴见颧红、潮热、盗汗，或有头晕耳鸣，或是低热不退，舌红少苔、脉细数的治疗或调治。

【组方诠解】方中白茅根、莲藕、荷叶与柿饼凉血止血，广泛用于治疗各种出血证，尤以血热出血最为常用。鲜藕入药有生用、熟用两种，生者甘寒，能凉血止血、清热生津，故主吐血、衄血与热病烦渴；熟者甘温，能健脾开胃、益血生肌，又主脾胃虚弱与血虚证，本方取其凉血清热之功，宜绞汁冲服，若入汤剂，不宜久煎。荷叶功能略同于藕，而又有活血祛瘀的作用，即止血却不留瘀，同时还能养阴生津。柿饼甘涩而寒，既可收敛、凉血、止血，又能润肺止咳。鸭梨味甘微酸，性凉稍寒，入肺、胃二经，具清热生津、润肺止咳之功，常用于热病伤津口燥咽干与肺热、肺燥咳嗽、咯血的治疗。大枣和胃益气，可防方中寒凉太过伤胃损气。方中白茅根、荷叶、红枣为药食两用物品，莲藕、梨子属食材，诸物合用，共奏凉血止血、养阴清热之功，且止血而不留瘀，寒凉而不伤胃，用治阴虚火旺出血证疗效确实。

血余藕片饮

【来源】《福建中医药》

【原料】血余炭75g，干藕片150g。

【制法与用法】上物加水煎煮2次以上，每次1个小时，将两次煎液合并过滤，小火浓缩至100ml。每次服10ml，一日2次，重者一次15～20ml，一日服3～4次，必要时4个小时服1次，直至出血停止。

【适用人群】功能收敛止血、消瘀散瘀；适用于各种出血证的治疗或辅助治疗。

【组方诠解】方中血余即人的头发，入药需洗净煅炭用，称血余炭，其色黑味苦、性质微温，具收敛、温通双重功效，即有止血、消瘀两方面的作用，因此可用于多种出血证，如血淋、崩漏、咯血、鼻衄、便血等，却不致留瘀为患。动物实验证明，血余炭能缩短出血时间和凝血时间以及血浆再钙化时间。莲藕生用甘寒，凉血止血；熟用甘温，止血力减而消瘀力增，且兼具补中益胃之功。本方用藕属熟用，故既能加强血余炭消瘀的作用，又可免除其味苦败胃的弊端。本方虽然仅有两味药，而组方合理、制法恰当，临床可广泛用于各种出血的治疗，且不致留瘀为患，也不会伤中败胃。据报道，用本方治疗包括咯血、呕血、便血、尿血、阴道出血、口鼻腔齿龈出血及皮下出血等各种出血100余例，均收到比较显著的效果，同时认为较仙鹤草素及维生素K等一般止血剂效果为佳。

【附方简介】本方附方有一：

莲蓬茶（《常见病验方研究参考资料》） 煅莲蓬壳若干个，红糖适量。莲蓬制成粗末，每取20g，纱布包，与红糖共置茶杯中，沸水冲泡，代茶频饮。此方莲蓬的作用与荷叶相似，而止血消瘀作用优于荷叶，清热祛暑作用不及荷叶，同时又配用了温经散寒通脉的红糖，所以全方即有化瘀止血的功能，临床可用于瘀阻经脉、血离脉道所致出血证，如崩漏、月经过多的治疗。

四炭止血茶

【来源】《中草药制剂汇编》

【原料】棕榈炭、乌梅炭、地榆炭各500g，干姜炭750g。

【制法与用法】先将前三味共研细粉过60目筛，再将干姜炭加水煎煮两遍，两次滤液合并、浓缩成姜液，然后加适量黏合剂如面粉，拌和药粉，压成块状，晒干或烘干备用。每块重9g，相当于生药14g，以上剂量约制160块。一日2次，每次1块，开水冲泡，当茶饮服。

【适用人群】功能收敛、温经、止血；适用于虚寒性的吐血、便血以及妇女崩漏、月经过多，如反复出血、色淡质稀，或血色黯紫、怯寒肢冷、气短懒言、食少便溏、面色无华、舌淡脉弱等的治疗或辅助治疗。

【组方诠解】虚寒性出血由脾胃气虚、阳气虚弱，以致脾胃虚寒、统摄无权引起。因属虚证、病程较久，故反复出血；脾主运化，统摄血液，以升为主，故脾虚气陷、统摄失职引起的出血以下部出血为主，同时色淡质稀；若为便血，因血由肠道渗出而从肛门排出，即血来较远，故血色黯紫；怯寒肢冷、气短懒言、食少便溏及面色无华、舌淡脉弱等症又是脾胃气虚、阳虚气弱的见证。对此种出血，治疗宜用收敛、温经、止血之法。方中棕榈炭、乌梅炭、地榆炭都有收敛止血的作用，取"散者收之"之义。棕榈炭原本即具味涩收敛之功，是收敛止血的常用药物，多用于无瘀滞、无邪热的出血证，正如李时珍所言："棕炭性涩，若失血去多，瘀滞已尽者，用之切当，所谓涩可去脱也。"乌梅味酸收敛生津，常用于久泻久痢、肺虚久咳与口渴多饮的治疗。本方取其味酸收敛之性来止血，同时经过炒炭而使其止血之力增强。地榆苦、酸，微寒，血得苦则涩、得酸则敛，故有收敛止血的作用；其性微寒，故又有凉血止血的功力，但本方用的是地榆炭，炒炭后地榆的凉血作用衰减而收敛涩血、止痢的功力会大大增强。干姜生用辛热，温中回阳、散寒化瘀；炒后称炮姜或姜炭，性味苦温，具温经止血之功，适用于虚寒性出血的治疗。上四味合用，共奏收敛、温经、止血之功，临床可用于虚寒性吐血、便血、崩漏及月经过多等症的治疗。

九、平肝息风类茶饮与药酒药膳方

（一）概述

1. **概念** 平肝息风类药膳即指具有平肝潜阳、息风止痉作用的茶饮、药酒等药膳。

2. **适应证** 适用于肝阳亢逆而引动内风的证候，如头晕目眩、震颤抽搐，或猝然昏倒、不省人事、口眼㖞斜、半身不遂等症的治疗或辅助治疗。

3. **应用** 风病的范围极广，病情变化也很复杂，一般可概括为"外风"与"内风"两大类。外风是风邪侵袭引起，属六淫疾患；内风是肝脏功能失常产生的风病，属内伤杂病。平肝息风治法主治证属内风，是内伤杂病，即前人所谓的"风从内生""肝风内动"，其发病机制有肝阳化风、热极生风、阴虚风动及血虚生风等的不同。而平肝息风类药膳则主要用于肝阳化风证，该证多因肝肾阴虚，不能制约肝阳，以致阳亢气逆，或因忧思恼怒、气郁化火、内耗阴血，致使阴不制阳所致；故其证候一是"掉眩"风的表现，如震颤抽搐，头晕目眩，或猝然昏倒、不省人事、口眼㖞斜、半身不遂等，二是"阴损""阴亏"的表现，像腰膝酸软，步履不正、行走飘浮、摇摆不稳等，简而言之，就是阳亢于上、阴亏于下，是"上盛下虚"。对此治疗应立"滋阴潜阳"为法，阴血充沛、阳气升动有制，则阳不亢、气不逆，自能恢复肝的"微升"的少阳特性。本法追本溯源，即属于《素问·三部九候论》的"虚则补之"，《素问·至真要大论》的"（其上者）下之"等原则。临床像高血压病、脑动脉硬化、椎基底动脉供血不全、颈椎综合征及脑血管意外，都有可能出现或表现以"掉摇""眩晕"为主的症状。由于镇肝息风类药膳具有降压、抗惊厥，或中枢性镇静、抑制的作用，因此可以治疗或辅助治疗上述病症。

4. **常用药材与食品**　平肝息风类药膳以天麻、钩藤、牛膝、石决明、罗布麻等药材，菊花、草决明等药食两用物品，以及芹菜、海蜇、荸荠、香蕉等食材最为常用。

5. **应用注意事项**

（1）本类药膳宜于肝阳化风的病证。平肝息风类茶饮与药酒药膳适用于肝阳化风所致的头晕目眩、震颤抽搐及中风等症，而因气血亏虚、痰浊内蕴与瘀血阻络引起者，均不适用。气血亏虚者宜补益气血、痰浊内蕴者宜燥湿化痰、瘀血阻络者宜活血祛瘀，要分别选用滋养补益类药膳、化湿祛痰类药膳与活血祛瘀类药膳。

（2）肝实火亢盛者宜配用清热类药膳。肝阳上亢而兼肝经实火亢盛者，应与清热类药膳中的清肝胆实火药膳合用。

（3）宜于高血压、脑卒中之肝阳化风型。本类药膳虽说适用于西医所说的高血压、脑卒中等病症，但也只宜于这些病症中的肝阳化风型，其他证型则均不适宜。

（二）茶饮药膳方选

芹汁蜂蜜茶

【来源】《家庭医学》

【原料】芹菜、蜂蜜各适量。

【制法与用法】芹菜洗净、捣烂、绞汁，加入等量的精炼蜂蜜即可。用时，每取40ml，开水冲服，一日3次。

【适用人群】功能平肝清热、通便降压；适用于高血压病眩晕头痛、面红目赤的治疗或辅助治疗。

【组方诠解】方中芹菜有水芹、旱芹两种，药用以旱芹为佳，因其香气较浓，又名"香芹"，亦称"药芹"。芹菜味甘性凉，入肝、胃、膀胱经，有平肝清热、健胃下气、利尿通淋的作用，可用于肝火、肝阳头痛、眩晕，胃热呕逆、纳食减少，及小便不利、尿血血淋的治疗。本方取其平肝清热降压的功能，以治高血压病眩晕头痛诸证，如近代名医叶桔泉《本草推陈》记载："（旱芹）治肝阳头昏，面红目赤，头重脚轻，步行飘摇等症"，现代药理研究也证明，本品所含的芹菜素有降压作用，生物碱提取物有镇静作用。因此，临床上就常用芹菜来防治高血压病。蜂蜜甘平，生凉熟温，具清热泻火、润燥通便之功，现代研究证实，芹菜有降血压、软化血管的作用。上两味配合，共奏平肝清热、通便降压之功，可用于高血压病头痛眩晕而中医辨证属肝火、肝阳的治疗。

【附方简介】本方附方有二：

1. **芹菜枣仁饮**（《中国药膳学》）　芹菜90g，酸枣仁（打碎布包）9g。上二味水煎取汁，代茶饮服。

2. **旱芹车前茶**（《上海常用中草药》）　鲜旱芹菜、鲜车前草各100g。上两味洗净切碎，水煎取汁，代茶频饮。

此两方功能基本同上方，上方用的是润燥通便的蜂蜜，适于高血压病头痛眩晕而兼有大便秘结的治疗，而方一用了养心安神的酸枣仁，既用于高血压病头痛眩晕、虚烦不眠的治疗，也用于神经衰弱虚烦躁扰、心悸怔忡的治疗；方二用了清热利尿的车前草，使其利尿退肿的作用大增，故宜于高血压病头痛眩晕而伴见小便不利、身体浮肿的治疗。

天麻蜂蜜茶

【来源】《养生治病茶疗方》

【原料】天麻6g，绿茶3g，蜂蜜适量。

【制法与用法】先以水煎煮天麻20分钟，再加入绿茶少沸片刻，取汁，稍凉，调入蜂蜜化开即可。分2次温饮。

【适用人群】功能滋阴潜阳、清热通便；适用于阴虚阳亢所致的头痛眩晕，如头痛头胀、头目眩晕、腰膝酸软、口干便结、口苦心烦，舌红、脉弦细数的治疗。

【组方诠解】本方主治阴虚阳亢型头痛眩晕。该证多因肝肾阴虚、阴虚阳亢，或忧郁恼怒、气火内郁、暗耗阴精、阴不制阳引起；肝阳亢于上，故头痛头胀、头目眩晕，阳亢于上、阴亏于下、上盛下虚，所以腰膝酸软，阴虚津亏，则口干便结，虚火旺盛故口苦心烦；治宜滋阴潜阳、清热通便。方中天麻乃兰科植物天麻的根茎，其味甘性平，入肝经，具平肝息风之功，是治肝阳亢逆、肝风内动诸种病证的良药，如《本草正义》指出："盖天麻之质，厚重坚实，而明净光润，富于脂肪，故能平静镇定，养液以息内风，故有定风草之名，能治虚风"。金代著名医学家张元素《珍珠囊》说："治风虚眩晕头痛"，现代研究证实，天麻有镇静、镇痛、抗惊厥等方面的作用，临床可用于肝肾阴虚、肝阳上亢所致头昏、眩晕、头痛、肢体抽搐等症，类似于高血压病、神经官能症等的治疗。蜂蜜甘平稍凉，清热泻火、润燥通便。绿茶甘苦性凉，生津止咳、清热去火。以上配伍，使本方具有滋阴潜阳、清热通便的功能，适用于阴虚阳亢型头痛、眩晕诸证，如高血压病、神经官能症等的治疗或辅助治疗。

决明罗布麻茶

【来源】《食疗本草学》

【原料】罗布麻10g，决明子（炒）12g。

【制法与用法】上物以沸水浸泡15分钟，不拘时代茶频饮，一日1剂。

【适用人群】功能平肝降压、清肝通便；适用于高血压病表现头痛项强、头晕目眩、情绪不稳等，或出现一过性脑缺血，甚至出现左心衰、脑卒中、眼底出血等的治疗或辅助治疗。

【组方诠解】罗布麻为夹竹桃科植物罗布麻的全草，是近年来发现、被医学界广泛重视的一种具明显降压作用的、可用于保健食品的物品，临床观察发现其具有平肝、泻火及降压、强心、利尿的作用，以肝火上炎、肝阳上亢所致的眩晕头痛与高血压病、高脂血症、心脏病、神经衰弱为主要适应证。有资料表明，每日用罗布麻叶3～6g，以沸水冲泡代茶饮服，或早晚煎汤服用，共治高血压病596例，结果症状消失或明显减轻者254例，减轻212例，其中血压降至140/90mmHg以下者143例，收缩压或舒张压下降20mmHg以上者268例，总有效率达88.59%。决明子即植物决明的种子，也叫草决明，属药食两用物品，味甘苦咸，性平微寒，入肝、大肠经，具清肝明目、利水通便之功，甘能补血、咸得水气、苦能泄热、平和胃气、寒可益阴泄热，故可治肝热目赤、羞明多泪、青盲夜盲与肝虚目昏头痛，正如《本草正义》所言："决明子明目，乃滋益肝肾，以潜镇补阴为义，是培本之正治……最为有利无弊"。而因其为种子，富含脂肪，又有缓泻的作用，可用于热结肠燥便秘的治疗，所以说决明子以明目、通便之功见长。本方即取其清肝、养肝、润燥、通便的功力，以治肝火、肝阳型目昏眩晕、头痛头胀而伴有大便燥结不通的病证。上物合用，即有平肝降压、清肝通便的作用，临床可用于肝火、肝阳型高血压病、高脂血症等病症的治疗或辅助治疗。

【附方简介】本方附方有二：

1. **罗布麻茶**（《新疆中草药手册》） 罗布麻3~9g，开水冲泡当茶喝，不可煎煮。

2. **决明菊花茶**（《实用中药学》） 草决明30g，野菊花12g。决明子研碎，与菊花共入茶杯中，沸水冲泡、当茶饮服。

此两方功用基本同上方，因方一仅用了罗布麻一味，方二以疏风清热、平肝降压的野菊花易罗布麻，故方一功力较上方稍逊，方二主治肝火上炎所致的眩晕头痛、目赤肿痛。

【使用注意】上三方性质偏于寒凉，故脾胃虚弱便溏者不宜使用。

桑菊枸杞饮

【来源】《中国药膳学》

【原料】枸杞子9g，石决明6g，桑叶、白菊花各9g。

【制法与用法】上物水煎取汁，代茶饮用。

【适用人群】功能滋阴潜阳、平肝息风；适用于肝肾精血不足、阴虚阳亢所致的眩晕头痛，如头痛且胀、头晕目眩、面赤心烦、腰膝酸软、健忘失眠、舌红少苔、脉弦细数的治疗。

【组方诠解】方中枸杞子、桑叶、菊花为药食两用的物品，石决明属可用于保健食品的物品。枸杞子味甘，性平微寒，入肝、肾二经，有滋肾精、补肝血、明眼目的作用，主治肝血不足眼目昏花与肝肾阴虚腰膝酸软、眼花耳鸣的病证。桑叶、菊花祛风清热、平肝明目，适用于肝经风热及肝火上炎所致头痛头晕、目赤肿痛的治疗，此外、菊花尚能养肝明目止眩，如《珍珠囊》说其"养目血"，《本草纲目拾遗》谓其"治头晕目眩，养血"，所以也用于肝肾阴虚、阴虚阳亢所致头昏目眩、视物昏花，类似于高血压病的治疗。石决明平肝降逆、清泻肝热。另外，现代研究证实，枸杞子尚能降脂、抗动脉硬化，桑叶兼以利尿降压，菊花有镇静作用，石决明也可镇静、降压。以上枸杞子并菊花滋补肝肾之阴以治本，桑叶、菊花合石决明平肝、清肝、降逆以治标，所以全方即有滋阴潜阳、平肝息风的功能，适用于阴虚阳亢型眩晕头痛的治疗。

【附方简介】本方附方有二：

1. **决明饮**（《全国中草药汇编》） 桑寄生、石决明、草决明、野菊花各30g。上物水煎取汁，代茶频饮。

2. **桑麻生地决明饮**（《疾病的食疗与验方》） 桑叶、黑芝麻各9g，生地15g，生石决明18g。以上水煎取汁，调入白糖，代茶饮服。一日1剂。

此两方基本同上方，就组成而言，方一以桑寄生替代枸杞子，方二以生地、黑芝麻取代枸杞子，其余平肝降逆、清肝泻火的药、食大同小异。因桑寄生具补益肝肾之功，现代研究证实又有镇静、利尿与降压的作用，故方一功用基本同上方；而方二的黑芝麻除有益精补血的作用外，还有润燥通便的功能，所以方二又适用于阴虚阳亢型眩晕头痛伴见便结便秘的治疗。

天麻钩藤白蜜饮

【来源】《常见病的饮食疗法》

【原料】天麻20g，钩藤30g，全蝎10g，白蜜适量。

【制法与用法】天麻、全蝎加水500ml，煎至300ml后，入钩藤再煮10分钟，去渣取汁，稍凉，加白蜜调匀即可。每服100ml，一日3次。

【适用人群】功能平肝潜阳、息风止痉、通络化瘀；适用于急性脑血管疾病，风中经络而一侧手足沉重麻木、半身不遂、口眼㖞斜、舌强语謇、头痛眩晕等症的治疗或辅助治疗。

【组方诠解】本方主治肝肾阴虚、风阳上扰、挟痰阻络所致风中经络的病证。方中天麻平肝息风，既治肝阳上亢所致的眩晕头痛，也治风痰上扰的眩晕；另外还有祛风通痹止痛的作用，用于风中经络、筋脉挛急、痹阻气血引起的手足麻木、通身疼痛、口眼㖞斜等，类似于小中风、中风后遗症与面神经炎等病症的治疗。钩藤甘而微寒，入肝、心二经，具清热平肝、息风止痉之功。现代研究发现，钩藤有明显的镇静作用，能抑制血管运动中枢、引起周围血管扩张、外周阻力降低而降低血压；临床可用于肝阳上亢所致的眩晕头痛、手足麻木、肢体瘫痪以及热极生风引起的高热、神昏、拘挛抽搐等病症的治疗。全蝎，《本草正》说："开风痰"，《山东中草药手册》言："息风通络、镇痉"，《开宝本草》云："疗……中风半身不遂，口眼㖞斜，语涩，手足抽搐"。蜂蜜甘甜，一则有滋养阴液的作用，二则具缓急解痉的功能。上四味配伍，即有育阴潜阳、平肝息风、化痰通络的功能，适用于肝肾阴虚、风阳上扰型风中经络的治疗。

【使用注意】钩藤不耐久煎，据研究煮沸20分钟以上，其降压有效成分即会破坏，故本方是先煎天麻、全蝎，再入钩藤煮10分钟。

（三）药酒药膳方选

菊花酒与菊花醪

【来源】《太平圣惠方》《百病中医药酒疗法》

【原料】"菊花酒"：甘菊花150g，糯米2500g。"菊花醪"：甘菊花10g，酒酿适量。

【制法与用法】"菊花酒"：取曝干的甘菊花作末，糯米蒸熟，与菊花、酒曲拌匀入坛中，候酒熟，去滓取汁。每服一小盏、温饮。"菊花醪"：将洗净的甘菊花剪碎，与酒酿放在锅内拌匀，煮沸即可。顿食，一日2次。

【适用人群】功能平肝清肝、明目定眩；适用于肝阳上亢、肝经有热引起的头痛头胀、眩晕耳鸣，或伴见口干口苦、尿赤便秘等症的治疗。

【组方诠解】方中甘菊花即菊花的商品名，因其味甘微苦、性凉，与野菊花之味苦稍辛、性寒不同，故名甘菊花。甘菊花主要有黄菊花、白菊花两种，黄菊花产浙江杭州的最好，所以又称杭菊，长于疏风清热，常用于外感风热所致头痛目赤等症的治疗；白菊花产安徽滁州的最佳，因此亦称滁菊，长于平肝潜阳，多用于肝阳上亢引起眩晕头痛等症的治疗。由于本方主治证为肝阳型眩晕头痛，因此以白菊花最为适宜，如《本草经集注》说："白菊主风眩"，《本草正义》谓其："摄纳下降，能平肝火，熄内风，抑木气之横逆"，现代研究也认为，本品能镇静、降压、保护毛细血管。所以上述两方对高血压病、高脂血症、动脉硬化等而中医辨证属肝热、肝阳证者就有比较明显的疗效。

菊花枸杞酒

【来源】《食物中药与便方》

【原料】菊花60g，枸杞子60g。

【制法与用法】上物加绍兴黄酒适量，浸泡2～3周，去渣取汁，再加适量蜂蜜即可。每日早晚各服一小杯。

【适用人群】功能滋阴潜阳、平肝息风；适用于血压病、血管性头痛，属肝肾阴虚、肝阳上亢引起的头晕目眩、头痛目胀、口干、尿少、便结、舌红少苔、脉弦细数等症的治疗。

【附方简介】方中菊花既可平肝息风、清解肝热以治病标，又能养血补肝、明目定眩以治病本，是标本兼治，故为主药。枸杞子甘平，入肝肾两经，具补血养阴、益精明目之功，《神农本草经疏》称其："为肝肾真阴不足……补益之要药"，在方中取其滋补肝肾、育阴潜阳的功力以治病本，是为辅药。蜂蜜为佐使之药，因其味甘，故能养阴补液，可助枸杞子、菊花滋补肝肾；而其性柔濡泽、具润燥通下之功，所以也有潜镇降逆的作用。三者合用即有育阴潜阳、平肝息风的功效，适用于阴虚阳亢型眩晕证的治疗。

【附方简介】本方附方有二：

1. **菊花当归酒**（《本草纲目》）亦称"菊花酒"：甘菊花500g，当归、熟地黄、枸杞子各200g。上物水煎取汁，糯米1000g煮半熟沥干，再将煎汁、酒曲入米饭内拌匀，入坛内，令发酵，一周后即成。每日服2次，一次10～30ml。

2. **地骨皮酒**（《本草纲目》）甘菊花、生地黄、枸杞根即地骨皮各600g。上三味捣碎，以水10 000ml，煮取5000ml。再以此煎汁把糯米5000g煮成干饭，冷后入酒曲拌匀，入瓮封酿，待熟澄清，备用。一日饮1次，一次饮1小盅。

此两方功用基本同上方，相比较而言，方一因有熟地黄、枸杞子、当归等众多的养阴补血药，故其养阴作用最强；而上方用了润肠通便的蜂蜜，宜于阴虚阳亢型眩晕而伴见大便干结证的治疗，方二用了滋阴降火的地骨皮，宜于阴虚阳亢型眩晕而兼见午后潮热或手足心热证的治疗。

天麻酒

【来源】《普济方》

【原料】天麻、杜仲、怀牛膝、附子各60g。

【制法与用法】上药剉细，以布袋盛之，用好酒1500ml，浸一周。一次温饮1小盏，一日2次。

【适用人群】功能滋养肝肾、平息内风；适用于中风中经络而属肝肾阴虚、风阳上扰证者，如平素头晕头痛、耳鸣目眩、腰膝酸软、失眠多梦，突发一侧手足沉重麻木、口眼㖞斜、半身不遂、舌强语謇等症的治疗或辅助治疗。

【组方诠解】本方适用于肝肾阴虚、风阳上扰型中风中经络的治疗。由于肝肾阴虚，阴不敛阳，肝气、肝阳偏亢，阳气逆上，血随气升，气血菀阻于上，形成了上盛下虚的病理改变，因此就会出现头晕头痛、耳鸣目眩、失眠多梦、腰膝酸软等症，实际这见于高血压病。如若这种眩晕证病人的肝风夹痰上扰，风痰流窜经络，又会发生口眼㖞斜、半身不遂、舌强语謇等症，即中风中经络，这又见于脑血管意外及其后遗症。对此治疗宜滋养肝肾、平息内风。方中杜仲、怀牛膝均有补益肝肾的功效，而杜仲尚有较好的降压作用，大剂量的杜仲也有镇静的作用，两者配伍常用于肝肾两虚型眩晕、肝阳上亢型中风中经络，如高血压病、脑中风、中风后遗症等的治疗。天麻平肝息风、止痉定眩。附子温通血脉，以行瘀通络。上四物合用，共奏滋补肝肾、平肝潜阳、活血通脉之功，主治中风中经络病情稳定后而热象不甚明显的病证。如若中风病为新病，而且热象明显者，可去附子，改用地龙、全蝎、蜈蚣、乌梢蛇等性平的通络之品。

【使用注意】应注意使用制附子，且不可过量，非医学背景读者需在中医师指导下使用。

十、治燥类茶饮药膳方

（一）概述

1. **概念** 治燥类药膳，即指具有宣散燥邪或滋阴润燥作用的茶饮等药膳。

2. **适应证** 适用于秋燥证的治疗，及脏腑津液亏损、燥热内生、干燥不润等病变，即内燥证的治疗或辅助治疗。

3. **应用** 燥证有外燥与内燥之分，外燥是指在秋季感受时令燥气之邪，以肺系症状表现为重点的外感疾病，所以外燥又叫"秋燥"。外燥随着气候温凉的差异及其病变性质寒热的不同，又有温燥、凉燥的区别，但均具有口、鼻、咽、唇等清窍干燥的表现，在病程中燥邪也易化火伤阴、损伤肺络。内燥则指各种原因所致的内脏阴液亏耗的病证，从发病部位来说有上燥、中燥、下燥之分，病在上则咳，咳嗽、咯血；病在中则渴，口中燥渴、消谷善饥；病在下则结，尿少、便秘，由于内燥乃阴津损伤所化，而燥胜则干，因此均有口鼻干燥、咽干口渴、舌苔少津、皮肤干燥或皲裂、小便短少、大便干结等共有症状。燥证的治疗应遵《素问·至真要大论》"燥者濡之"的原则立法，以润燥为主。外燥证治宜宣散润燥，以散邪为主，辅以润燥，温燥用凉润法，凉燥用温润法。内燥证治宜养阴润燥，以滋补阴液为主，中上焦肺胃病变常用甘寒滋润法，下焦肝肾病变多用咸寒柔润法。临床上像感冒、流感、急慢性支气管炎、肺结核、糖尿病、某些便秘及各种急性热病后期病症等就选用治燥类药膳来治疗或与其他疗法配合治疗。

4. **常用药材与食品**　治燥类药膳以沙参、麦冬、石斛、生地、玄参、龟板、鳖甲等药材，桑叶、杏仁、玉竹、百合、山药、阿胶等药食两用物品，以及梨、萝卜、银耳、蜂蜜、冰糖、海参、淡菜等食材最为常用。另外，因为酒辛温燥热，易于伤津耗液，所以治燥类药膳极少用酒剂。

5. **应用注意事项**

（1）脾胃虚弱与气滞痰盛者慎用治燥类药膳。治燥剂多由甘寒滋润之品或咸寒柔润的药、食组成，所以像脾胃虚弱以及气滞、痰湿壅盛者要慎用。

（2）伤阴耗液的药材与食品应注意禁用。由于治燥剂适宜于燥证的治疗，内燥由阴津亏损引起，外燥虽因外邪所致，但也有干燥、伤津的表现与病变特点。因此像辛香、苦燥等伤阴耗液的药材与食品，就不适宜于燥证，应注意禁忌。

（二）茶饮药膳方选

桑杏饮

【来源】《实用中医营养学》

【原料】桑叶10g，杏仁5g，沙参5g，梨皮15g，冰糖3g，象贝3g。

【制法与用法】上物除冰糖外，水煎取汁，入冰糖化开，稍凉不拘时代茶饮。

【**适用人群**】功能轻宣凉润；适用于温燥证，如头痛身热、口干口渴、干咳无痰或痰少而黏，舌红苔薄白而燥、脉浮数的治疗。

【**组方诠解**】本方主治发生于秋季的上消化道感染、急性支气管炎、肺炎，即秋燥中的温燥证。温燥证乃"久晴无雨，秋阳以曝"，感受温燥之邪引起。外邪侵袭，卫气失宣，故见头痛发热；温燥犯肺，肺燥而失却清肃之性，所以干咳无痰或痰少而黏；燥胜则干，胃津受损，故口干口渴。舌红苔薄白而燥、脉浮数乃燥热在表、津液受灼的表现。治宜辛凉甘润、清肺润燥。本方实为《温病条辨》中"桑杏饮"的变方。方中桑叶、杏仁为主药，同属药食两用物品，桑叶质轻升散而性质寒凉，故能疏散风热、轻宣温燥，是治外感风热、温燥伤肺等症的必用药物之一，如《重庆堂随笔》说："桑叶……风温暑热服之，肺气清肃，即能汗解"；杏仁苦降辛开，富含油脂，所以既能宣降肺气，亦可润肺止咳。沙参、梨皮、冰糖，甘寒滋润、养阴生津，同为辅药。象贝即浙贝，清热化痰止咳，为佐使之药。上物合用，即有轻宣燥热、凉润肺脏的作用，临床可用于温燥证如上呼吸道感染属于燥热者，还有出疹性疾病收没期，见到本证者就可用本方调治。

【**附方简介**】本方附方有二：

1. **桑菊枸杞茶**（《山东中草药手册》）　桑叶、菊花、枸杞子各9g，决明子6g。水煎代茶饮。此方功用基本同上方，与上方比较，两方散邪、清热之功基本相当，而上方兼具化痰之功，此方兼具通便之效。

2. **罗汉果茶**（《中华本草》）　罗汉果打碎，每次取指甲盖大小的果皮2~3块，开水冲泡，不拘时候代茶饮服。功能清肺止咳，适用于温燥、阴虚肺燥咳嗽等症的治疗。罗汉果是主产广西的著名药用果品，其干燥果实可长期保存，现不仅在国内药店、干鲜果品店有售，而且还远销国外，深受人们的欢迎。罗汉果属药食两用物品，味甘性凉，入肺、脾二经，具清肺止咳、润肠通便之功，适用于感冒、慢性咽炎、慢性支气管炎、高血压病及便秘等症的治疗或辅助治疗。此方即取罗汉果甘寒养阴、清肺止咳的作用，用于感冒、慢性咽炎、慢性支气管炎等病症而中医辨证属温燥、阴虚肺燥等症的治疗。

紫苏橘汁饮

【**来源**】《中华临床药膳食疗学》

【**原料**】紫苏叶10g，鲜橘汁30ml。

【制法与用法】将苏叶放入橘汁中，上笼蒸沸即可，制成后饮汁食叶。

【适用人群】功能轻宣温润；适用于凉燥证，像发热恶寒、无汗、头痛、鼻干鼻塞、咳嗽痰稀，苔薄白少津、脉浮的治疗。

【组方诠解】本方主治秋燥中的凉燥证。凉燥证乃"秋深初凉，西风肃杀"，感受凉燥之邪所致。邪束于表，与卫气相搏，腠理闭塞，故发热恶寒、无汗、头痛；燥邪犯肺，肺气失宣，则咳嗽咳痰、鼻塞不通；燥胜则干，故有鼻干、苔干等津损之证，而痰液也稀少而黏。苔薄白而少津、脉浮则是凉燥之邪侵犯卫表的征象。治宜辛开温润、宣肺润燥。方中苏叶为药食两用物品，味辛性温，可使凉燥之邪从表而解；橘汁甘酸性温，既润肺止咳，又理气化痰。二者合用，共奏轻宣凉燥、润肺止咳之功，适用于发生于秋季的感冒、支气管炎、肺气肿而属凉燥伤肺证的治疗。

【附方简介】本方附方有一：

梅苏饮（《中华临床药膳食疗学》）　乌梅50g，紫苏15g，砂糖25g。先煎乌梅半小时，再下紫苏稍稍煎煮，去渣取汁，入砂糖化开，代茶频饮。

此方功用基本同上方，相比较而言，本方养阴润肺作用较强。

生梨贝母饮

【来源】《茶饮与药酒方集萃》

【原料】梨1个，川贝母3g，陈皮1块，花椒6粒，冰糖或蜂蜜适量。

【制法与用法】梨连皮切碎，与贝母、陈皮及花椒一起加水炖熟，最后加冰糖或蜂蜜令化。吃梨喝汤，一日1剂。

【适用人群】功能养阴生津润肺、清热化痰止咳；适用于秋燥咳嗽或阴虚咳嗽，如干咳无痰，或痰黏难咯，或呛咳阵阵、咳甚则胸痛，或兼见咽干鼻燥、口干口渴，舌边尖红苔薄白而干、脉浮数，或舌红苔少、脉细数的治疗。

【组方诠解】本方为作者收集民间验方，主治秋冬感冒、急性支气管炎、慢性支气管炎等而以咳嗽为主证的病证，治宜宣透肺卫、生津润燥、清化热痰。方中梨味甘微酸，性质寒凉，入肺、胃二经，具生津润燥、清热化痰之功，《日华子本草》言其："消风，疗咳嗽"，故民间常用梨子来治感冒、气管炎等所致的干咳无痰或痰黏难咳等症。川贝母偏重于化痰止咳，临床上既用于外感风热、秋燥之邪所致的咳嗽、气急、痰黄黏稠、伴有恶寒发热等症，类似于上呼吸道感染、急性支气管炎咳嗽的治疗，也用于阴虚燥热引起的咳嗽、痰黄黏稠或痰少难咳、胸闷等症，类似于急、慢性支气管炎咳嗽的治疗。陈皮味苦微温，化痰止咳。花椒在本方作用有二，一则味辛性温，有发汗散邪、化痰除湿的作用；二则味麻，尚有镇咳的功能。冰糖、蜂蜜甘寒（凉）养阴、润肺止咳。另外，梨、冰糖、蜂蜜为阴柔滋润之品，与陈皮、花椒辛香苦燥之品兼而用之，即润燥互用、相反相成，这在临床上对咳嗽痰黏、痰少难咳的急、慢性支气管炎有比较满意的疗效。以上各味，共奏养阴润肺、清热化痰之功，主治秋季发生的秋燥咳嗽或阴虚咳嗽证。

【附方简介】本方附方有三：

1. **热冬果**（《茶饮与药酒方集萃》）　冬果梨若干个，猪油（可不用）、花椒、冰糖等适量。冬果梨洗净，不用切块，连皮整个入砂锅内，与猪油、花椒、冰糖一起加水小火炖烂。再加冰糖或蜂蜜化开。每次取熟梨1只，入小碗内，盛满梨汤，用汤匙划碎整梨，食梨饮汤。此方为兰州地区民间小吃，是秋冬尤其是冬日人们防治感冒、咳嗽、痰喘等症的绝好药膳。此方功用基本同上方，但因未用川贝、陈皮等化痰止咳之品，却用了猪油等润肺止咳之品，所以化痰作用稍逊，而润肺作用有所增强。

2. **冻梨汁**（《茶饮与药酒方集萃》）　冻梨若干个。冻梨洗净，放入盛有凉水的盆内，待梨子周围拨出冰块后取出，敲掉冰块，再放入碗内，剥去外皮，用嘴直接吸吮梨汁，或放在碗内，待梨汁溶出，梨肉化成泥后再饮汁食梨。冻梨即软儿梨，鲜果藏至深冬，冻成冰球，皮色变黑即为冻梨。于右任先生曾赞誉道："莫道葡萄最甘美，冰天雪地软儿梨"，《甘肃旅游文化》更是予以极高评价："冰天雪地软儿梨，瓜果城中第一奇。满树红颜人不取，清香偏待化成泥"。冻梨不仅是兰州地区的名果，而且还有很高的医疗保健价值，有清热润燥、养阴生津、祛痰止咳、去秽降浊、健胃消食等作用，可用于感冒、气管炎咳嗽、咳痰与感冒、二氧化碳中毒（煤气中毒）所致头晕头痛、恶心呕吐、胃纳呆滞等症的治疗。此方即取冻梨养阴润燥、祛痰止咳之功，适用于燥痰咳嗽、阴虚咳嗽等的治疗。

3. **萝卜饴糖汁**（《家庭医学》）　红皮萝卜500g，饴糖2~3汤匙。萝卜带皮切碎，放入碗内，上面倒入饴糖，搁置一夜。第二天频频饮用此汁。功能养阴润燥、化痰止咳，适用于秋季发生的急、慢性支气管炎咳嗽、咳痰等的治疗。

方二与方三功用基本同上方，唯药力稍弱。

银耳百合冰糖饮

【来源】《药膳食疗》

【原料】银耳10g，百合50g（干品减半），冰糖10g。

【制法与用法】先将银耳用温水发胀，取出，同百合、冰糖一起共置锅内加水炖熟，饮汁、食银耳与百合。

【适用人群】功能养阴生津、润肺止咳；适用于阴虚咳嗽，如干咳无痰或痰少难咳、或咳痰带血，伴见口舌干燥、形体消瘦、五心烦热、舌红少津、脉细数的治疗或调养。

【组方诠解】本方所治阴虚咳嗽证，是因阴虚内燥、肺失濡润，以至肃降无权、肺气上逆引起。治宜养阴润肺、宁嗽止咳。方中银耳即白木耳，是家喻户晓的滋补佳品，作为药用，其有良好的滋阴润肺、益胃生津的作用，主治虚劳咳嗽、痰中带血、虚热口渴等症，如《饮片新参》就说银耳："清补肺阴，滋液，治劳咳。"百合属多年生宿根草本植物，夏季开花，花色淡雅，可供观赏。秋季采挖，除去地上部分，洗净泥土，剥去外层鳞片，即可食用或是药用，属药食两用物品。百合品种很多，我国的优良品种有甘肃的兰州百合、江苏的宜兴百合、浙江的杜百合、安徽的宣百合、湖南的麝香百合，以及全国各地都有的百花百合、细叶百合。不管哪种百合，都以个大、肉厚、质坚、粉性足为佳。就食用、食疗保健来说，兰州百合瓣大肉厚、色白味甜，很受人们欢迎。就药用、治疗疾病来讲，江浙皖出产的百合体形偏小、略带苦味，被大家所习用。中医学认为百合味甘性寒、不温不燥，入心、肺二经，功能养阴润肺、清心安神，主治阴虚久咳、咳痰带血、虚烦惊悸、失眠多梦、精神恍惚等病症，本方即取其润肺止咳的作用，用治阴虚咳嗽等症。冰糖甘寒凉润、润肺止咳。诸物配伍，养阴润肺、宁嗽止咳，适用于慢性支气管炎、肺结核等而属阴虚肺燥证的治疗或调补，此外也常用于胃肠燥热所致便秘下血、阴虚型高血压病、血管硬化症、眼底出血等病症的调治。

【附方简介】本方附方有二：

1. **冰糖银耳饮**（《四季药膳》）　银耳10g，冰糖适量。银耳温水泡开，摘去蒂头，洗净，分成片状，入锅中，加入冰糖和水，大火煮沸，小火炖至银耳烂熟，饮汁食银耳。

2. **百合蜜汁**（《中药科技报》）　鲜百合60g（干品减半），蜂蜜适量。百合洗净掰片，加蜂蜜拌匀，入碗隔水炖烂，饮汁食百合。

此两方功用基本同上方，因方一未用润肺止咳的百合，故其作用稍逊；方二虽说未用滋阴润肺的银耳，但却加用了滋阴润肺、润肠通便的蜂蜜，所以其功能与上方相当，适用于肺燥咳嗽、肠燥便秘等症的治疗。

润肺止咳茶

【来源】《中草药制剂方法》

【原料】玄参、麦冬各60g，乌梅24g，桔梗30g，甘草15g。

【制法与用法】上物共为粗末，混匀分包，每包18g，每用1包，放入茶杯中，沸水冲泡代茶饮。

【适用人群】功能养阴润肺、清降虚火；适用于阴虚肺燥咳嗽与喉痹失音，如干咳无痰、或痰少黏稠难咳，或痰中带血，声音低沉无力、讲话不能持久甚至嘶哑，日久不愈，兼有口干舌燥，或午后潮热、手足心热、夜寐盗汗、日渐消瘦、舌红少津、脉细数的治疗或调补。

【组方诠解】喉痹失音即慢喉喑，相当于慢性咽喉炎，多因禀赋虚弱，加之劳累太过，或因久病致使肺肾两亏，肺之清肃不行，肾阴无以上承，阴虚则生内热，虚火上炎于喉咙而发病。本方所治咳嗽、喉痹失音证属阴虚肺燥、虚火上炎，故立法在于养阴润肺、清降虚火。方中玄参、麦冬为主药，属可用于保健食品的物品，因其甘寒，故能养阴生津清热以治本，玄参尤其擅长清降虚火、止咳利咽，如《医家衷中参西录》说："能入肺以清肺家烁热，解毒消火，最宜于肺病结核、肺热咳嗽"，《本草品汇精要》载："消咽喉之肿，泻无根之火"。桔梗、甘草为药食两用的物品，宣肺祛痰、止咳利咽，又是辅药。乌梅亦属药食两用的物品，其味酸涩，酸能养阴生津以润燥，涩能收敛肺气以止咳，像《本草纲目》言："敛肺……治久咳"，王好古亦云："乌梅，能收肺气，治燥嗽，肺欲收，急食酸以收之"，故为佐使之药。诸味配伍即有养阴润肺、清降虚火、止咳利咽的作用，临床可用于慢性支气管炎、肺结核、慢性咽喉炎等而中医辨证属阴虚肺燥、虚火上炎证的治疗或调养。

【附方简介】本方附方有一：

玄麦甘桔茶（《疡医大全》）：玄参9g，麦冬9g，桔梗9g，甘草3g。上物共研粗末，分2包，一次1包，开水冲泡代茶饮用。此方功用基本同上方，因未用乌梅，故其养阴敛肺止嗽之力稍逊。

玉竹乌梅茶

【来源】《中国药膳学》

【原料】玉竹、沙参、麦冬、石斛各9g，乌梅5枚，冰糖适量。

【制法与用法】上药共制粗末，水煎代茶饮。

【适用人群】功能益胃生津止渴；适用于阴虚肺胃燥热所致的消渴证及热病后期阴液损伤引起的烦渴证，如口渴引饮、消谷善饥、小便频数量多、尿色浑黄、形体逐渐消瘦、舌红苔少、脉滑数，或低热、烦渴、心悸、虚烦不眠、口干口渴、饥不食味、舌干红或有裂纹、苔少或无苔、脉细数无力的治疗或调补。

【组方诠解】本方主治阴虚燥热消渴证与热病阴损烦渴证。消渴是以多饮、多食、多尿、身体消瘦，或尿液浑浊、尿有甜味为特征的病证，西医学之糖尿病、尿崩症等属于本证范畴；其病机以阴虚燥热为主，也有气阴两伤、阴阳两虚的病变，日久又可变生他疾，其中尤以痈疽最为常见；本病的病变与五脏有关，但以肺、胃（脾）、肾为主；治疗上针对阴虚为本、燥热为标的基本病机，以清热生津、益气养阴为基本治则。由于本方主治证的病机皆属阴虚燥热，因此治疗应立益胃生津、清热润燥之法。方中玉竹属药食两用的物品，味甘性凉，入肺、胃二经，《本草正义》记载："治肺胃燥热，津液枯涸，口渴嗌干等症，而胃火炽盛，燥渴消谷，多食易饮者，尤有捷效"，现代研究也证实口服玉竹有降低血糖的作用。沙参、麦冬、石斛亦为甘寒之品，为可用于保健食品的物品，入肺、胃二经，具益胃润肺、养阴清热之功，口服麦冬煎剂与醇提取物有降血糖的作用，并能促进胰岛细胞的恢复，所以此三药与玉竹有协同作用。乌梅味酸性平，酸药与方中诸味甘药合用有酸甘化阴、生津止渴的作用，是治疗糖尿病口渴、热病口渴等症的常用配伍。冰糖味甘性凉，在方中既可调味，又能益胃润肺。全方合用，即有益胃润肺、生津止渴的功能，适用于肺胃燥热型消渴、热病阴伤口渴证的治疗或调补。

【附方简介】本方附方有一：

养胃茶（《中国药膳学》） 玉竹5g，沙参、麦冬各15g，生地15g，冰糖适量。上物除冰糖外，水煎取汁，入冰糖化开；不拘时代茶饮。此方功用基本同上方，相比较而言，上方有石斛、乌梅两味药，故益胃生津的作用较强；此方用了生地，所以清降虚火的功力略胜一筹。

消渴茶

【来源】《外台秘要》

【原料】黄芪100g，茯苓50g，薏苡仁30g，干地黄、枸杞根各30g，麦冬、玉竹各15g，菝葜24g，银花藤30g，葛根、桑白皮各50g，通草100g，牛蒡根150g，干姜30g。

【制法与用法】上物共为粗末，另取黄白楮皮根适量切细、水煎取汁，作黏合剂用。将打碎的粗末和入楮皮根汁中，做成茶块，每块重12g，焙干封存备用。每日1～2块，加入食盐少许，沸水冲泡，代茶频饮。

【适用人群】功能益气养阴、清热保津；适用于消渴而属气阴两伤型，如多饮、多食、多尿、形体消瘦，面色淡白、气短乏力、头晕耳鸣、腰膝酸软，舌淡而干、脉沉细无力等的治疗。

【组方诠解】本方主治气阴两伤型消渴证。消渴的病变虽与五脏有关，但主要在于肺、脾（胃）、肾三脏。肺病不能敷布津液而直趋下行，随小便排出体外，故小便频数量多；肺不布津则口渴多饮。中焦脾胃受病，脾阴不足、胃火炽盛，则口渴多饮、多食易饥；脾气虚衰不能转输水谷精微，则水谷精微下流而为小便，故小便味甜；水谷精微不能濡养肌肉，故形体日渐消瘦。肾病若肾阴亏损则虚火内生，上灼心肺而烦渴多饮、中灼脾胃而消谷善饥；阴虚阳亢、肾之开阖失司，固摄无权，则水谷精微直趋下泄而为小便排出体外，故尿多味甜或浑浊如脂膏。若肾阳虚衰则无以化气上升，津液不布，故口渴多饮；下焦虚衰则摄纳失职，水泉不固，故尿频尿多。消渴病证型繁多、变证复杂，其本证中以阴虚肺燥（肺胃灼热）为基础证型，而气阴两伤证与阴阳两亏证是最常见的证型。本方即主治气阴两伤型消渴证，因此治疗法则为益气养阴、清热保津。方中黄芪、茯苓、薏苡仁益气健脾、促进脾胃运化，使清者升、浊者降，后两味尚有渗湿降浊的作用；麦冬、玉竹、枸杞根（即地骨皮）、干地黄养阴生津、益胃润肺，地骨皮、干地黄兼能清降虚热，以上诸味之中，黄芪、麦冬与玉竹三味为主药，余者皆为辅药。银花藤（一名忍冬藤）、葛根、牛蒡根、菝葜、桑白皮、通草清热润燥，后三味还有降浊除湿的作用，如《名医别录》载牛蒡根"疗消渴热中"；菝葜味酸生津收涩，故《本草纲目》言："治消渴"，《普济方》谓："治消渴，饮水无休"；《肘后方》说桑白皮"治卒小便多，消渴"，以上均为佐药。干姜为使药，因其辛温、具通阳健胃之功，所以在方中一者预防上药寒凉伤胃，二则避免方中甘甜太过壅滞呆胃。以上诸味合用，共奏益气养阴、化湿降浊之功，主治气阴两虚型消渴，临床以多饮、多食、多尿、身体消瘦"三多一少"而伴见气阴两虚的表现为使用要点。

生地莱菔汁

【来源】《百病饮食自疗》

【原料】鲜生地汁100ml，鲜莱菔汁（萝卜汁）100ml，冰糖适量。

【制法与用法】上两汁调匀，加冰糖调溶。随时饮用。

【适用人群】功能滋阴润肠、降气通便；适用于阴虚肠燥引起的便秘，如大便数日不解，或解时艰涩不畅，或大便如羊屎状，口干口渴、唇舌焦燥等的治疗。

【组方诠解】本方所治阴虚肠燥便秘，乃阴津亏损、肠道失润引起，治宜滋阴润肠、降气通便。方中生地甘寒，具养阴清热之功，因此可治阴津亏损、肠燥便秘之证。萝卜辛甘性凉，辛可理气降气，甘能养阴生津，性凉兼以清热，所以最宜于阴虚肠燥便秘的治疗，另外，萝卜在方中行气除胀又能避免地黄甘甜壅中呆胃。冰糖有养阴生津、清解虚热的作用。以上配伍，即具养阴润肠、降气通便的功能；适用于热病伤津或阴虚肠燥便秘，如感染性病症后期大便燥结、老年习惯性便秘等的治疗或调养。

【附方简介】本方附方有一：

香蜜茶（《祝你幸福（知心）》）香油、蜂蜜各适量，调匀，再加沸水冲调即可；每日早、晚各饮1次。此方功用基本同上方，但与上方比较却无降气之功，临床主要用于老年习惯性便秘的治疗或调养。

十一、治痹类药酒药膳方

（一）概述

1. **概念**　治痹类药膳，即指具有驱痹、通脉、止痛作用的药酒等药膳。

2. **适应证**　适用于风寒湿痹等痹病的治疗。

3. **应用**　痹病亦称痹证，是因感受风寒湿等病邪所引起的以肢体、关节酸楚、疼痛、重着及活动障碍为主要表现的病证，临床上具有渐进性或反复发作的特点。其主要病机是风寒湿等痹邪闭阻、气血阻滞不通、筋脉关节失养。临床往往又根据风寒湿三邪多少轻重的不同而分成风痹、寒痹与湿痹三型，风痹感受的是以风邪为主的痹邪，特点是肢体、关节疼痛酸楚、游走不定，又叫行痹；寒痹感受的是以寒邪为主的痹邪，特点是肢体、关节疼痛剧烈、部位固定、喜热恶寒，痛处皮肤较凉，又叫痛痹；湿痹感受的是以湿邪为主的痹邪，特点是肢体、关节疼痛、重着，肌肤麻木，或有肌肤肿胀，又叫着痹。正如《素问·痹论》所言："风寒湿三气杂至，合而为痹也。其风气胜者为行痹，寒气胜者为痛痹，湿气胜者为着痹。"另外，临床也可见到痹证日久不愈，痹邪从阳化热，或感受的是湿热之邪，而非风寒湿邪，由此而引起的湿热痹或叫热痹，特点是肢体关节疼痛，痛处红肿或有红斑、结节，或兼有发热、恶风、口渴、心烦等症。当然，由于痹证具有渐进性或反复发作的特点，因此痹病日久就易并发气血不足、肝肾虚衰等病变，这在临床相对于上面所讲的风痹、寒痹、湿痹及热痹等"实痹"而言就叫"虚痹"；而病久气血运行不畅引起"血停为瘀，湿凝为痰"，痰瘀既可互结，亦可与外邪相合，阻闭经络，深入骨骱，由此即可出现关节肿大、变形、屈伸不利等症，这多见于痹证后期、一般称为"顽痹"。痹证的治疗，在发作期，应以祛邪除痹为主；在静止期，又以补气血、益肝肾为主。但因本病病机为气血痹阻、症状特点以疼痛为主，故通脉止痛即"宣痹"之法是其共同治法。具体来说，风寒湿痹，辛温为主，使阳气振奋，驱邪外出；湿热痹，疏风清热化湿，使风散热清湿去；顽痹则以祛瘀化痰通络为主。临床上像风湿热、风湿性关节炎、类风湿关节炎、坐骨神经痛、增生性脊柱炎、跟骨骨刺、陈旧性软组织损伤等就可选用治痹类药酒等药膳来治疗或辅助治疗。

4. **常用药材与食品** 治痹类药膳以防风、白花蛇、羌活、独活、麻黄、附子、乌头、白芷、细辛、萆薢、苍术、白术、五加皮、威灵仙、桑寄生、木瓜、桑枝、松节等药材，木瓜、薏苡仁、乌梢蛇、蝮蛇（蕲蛇）等药食两用物品，以及白酒、狗肉、茄根、黑豆等食材最为常用。另外，白酒因有散寒除湿、行气活血的功效，所以治痹类药膳以药酒最为常见。

5. **应用注意事项**

（1）主要宜于风寒湿痹的治疗。痹病的基本治法是除痹、通脉、止痛，而临床上仍需辨证选用。由于本类药酒多由辛温行气、通脉，或是燥湿的药、食组成，因此性质偏热、偏燥，作用以散、以通为主。正因为如此，所以其常用于风寒湿痹的治疗，湿热痹及阴虚较著者多不宜使用或忌服。

（2）常用于痹病急性期的治疗。本类药酒常用于痹病疼痛发作即急性期的治疗，而病情稳定时又应采用包括药酒在内的其他药膳益气养血、补肝益肾以治本。

（3）注意使用禁忌。本类药酒多温燥走窜、易于伤害脾胃、损伤胃阴，故应在饭后服用。此外，本类药酒有行气活血的作用，所以妇女月经期、妊娠期亦当慎用。

（二）药酒药膳方选

白花蛇酒

【来源】《濒湖集验方》

【原料】白花蛇（干）90g，防风、羌活、秦艽、五加皮各30g，当归30g，天麻24g。

【制法与用法】以上各物切细，浸入1500~2000ml烧酒中，一个月后开取。每次服50ml左右，一日2次。

【适用人群】功能祛风除湿、活血通络；适用于风寒湿痹证而属风邪偏胜的病证即行痹，如肢体关节酸痛、游走不定，关节屈伸不利，或有恶风发热等表证，苔薄白、脉浮的治疗。

【组方诠解】本方所治行痹即风痹之证，乃人体卫阳不固，腠理空虚之时，风邪等痹邪乘虚侵袭体表引起。由于风善行而数变，因此肢体关节游走疼痛、部位不定；风为阳邪，"病在上则阳受之"，故病变多表现在上肢、肩背等属阳的部位；风邪入侵，鼓荡血脉，致使血络不通，气血痹阻，所以患病部位疼痛酸楚、活动不利；外邪束表，营卫失和，故初起可见恶风发热等表证，苔薄白、脉浮为风邪在表的征象。治宜祛风为主、散寒除湿佐之，同时又当配以活血通络。方中主药白花蛇是祛风胜湿、舒筋活络的常用药物，临床可用于风湿痹痛、肢体麻木、筋脉挛急与中风口眼㖞斜、半身不遂，类似于风湿性关节炎、脑血管意外（主要指脑血栓形成、脑栓塞）、面神经麻痹、多发性神经炎等病症的治疗，如《神农本草经疏》记载："白花蛇……性走窜，亦善行而无处不到，故能引诸风药至病所，自脏腑而达皮毛也"，《本草纲目》因此指出："白花蛇，为风痹……要药"。防风、羌活、秦艽、五加皮祛风散寒除湿为辅药，尤其防风是治疗行痹的首选药物，羌活祛风胜湿止痛而多用于上半身疼痛，现代研究也发现以上药物及其提取物均有比较明显的抗风湿、抗感染与镇痛作用。当归与五加皮、烧酒即白酒皆属辛散温通之品，在方中有散寒行血定痛的作用；天麻除有息风定惊的功能之外，亦有祛风除痹止痛的作用，本方即取其第二方面的作用，所以说当归、天麻为佐使之药。以上共奏祛风除湿、活血通络之功，临床可用于风湿性关节炎、类风湿关节炎、增生性关节炎、坐骨神经痛等，证属行痹的治疗。

【附方简介】 本方附方有一：

参蛇浸酒（《新中医》） 丹参50g，白花蛇10～25g。上二味制成粗末，同置于1250ml白酒中，浸泡一周即可。每日临睡前口服10～20ml。此方功用基本同上方，但因未用防风、羌活、秦艽等祛风湿的药，故其作用稍逊于上方。

【使用注意】 白花蛇有毒，应按传统方法、国家规定炮制加工后使用。临床一般是五月捕捉，剖腹除内脏、砍去头尾，再用黄酒浸透，除去皮骨，晒干，然后才可入药制备酒剂。

冯了性药酒

【来源】《上海市国药业（广邦）固有成方》

【原料】 丁公藤960g，麻黄160g，桂枝、白芷各80g，防己、羌活、独活各60g，小茴香60g，威灵仙80g，五加皮60g，当归尾、川芎各50g，青蒿子80g，山栀子50g。

【制法与用法】 先将上物蒸透，然后采用冷浸法或温浸法用白酒9500ml制取药酒。冷浸法一般需经45～60天；温浸法可用隔水加热的方法，一般需经15～30天。每次15ml口服，早、中、晚各1次。亦可同时外用涂擦患处。

【适用人群】 功能散寒止痛、祛风除湿；适用于痛痹证或跌打陈伤疼痛，如肢体关节肌肉疼痛剧烈，痛有定处，逢寒痛增、遇热痛减，关节屈伸不利，痛处不红不热、触之常有冷感，苔白、脉弦紧的治疗。

【组方诠解】 本方适用于风寒湿痹证而属寒邪偏胜的病证，或跌打损伤疼痛。风寒湿三邪侵犯为痹，其寒气胜者为痛痹。痛痹由于寒为阴邪、性主收引，气血被寒邪所阻遏、经脉不利，因此疼痛、拘挛；寒为阴邪、静而不动、守而不行，而气血阻遏也不易迅速散解，所以痛痹的主要特点是疼痛剧烈、痛处固定。气血之运行有喜温恶寒的特点，得热、得温则行，遇冷、遇寒则滞，因此痛痹亦以喜温恶寒为特征。而跌打损伤，内伤气血，日久气血亏损，又极易感受风寒湿邪，如此气血痹阻，患部疼痛久久不消，每遇气候变冷，即会旧伤复发、疼痛加重。对以上病证治疗应立散寒通脉、驱痹止痛之法。本方主药丁公藤乃旋花科植物丁公藤的根茎，味辛性温，具有祛风湿、除痹痛的功能，是两广地区民间治疗风湿疼痛的常用药物。现代药理研究证实，本方治痹、祛风湿的有效成分为丁公藤中的东莨菪碱及东莨菪素–7–葡萄糖苷，而麻黄中的麻黄碱、桂枝中的桂皮醛与其有协同作用，因此说明该药酒主治证为痛痹证。方中麻黄、桂枝、白芷温散寒邪，通络止痛，小茴香温阳散寒，丁公藤、防己、羌活、独活祛风胜湿；威灵仙、五加皮既能祛风胜湿，又可补益肝肾；当归尾、川芎活血、通脉、止痛；青蒿子、山栀子苦寒清热，在方中可预防上药温燥太过，伤阴耗血。诸味合用，即有散寒通脉止痛、祛风胜湿除痹的作用，主治风湿性关节炎、类风湿关节炎、增生性关节炎、痛风等或跌打陈伤疼痛。

【附方简介】本方附方有二：

1. **当归细辛酒**（《圣济总录》） 麻黄35g，防风、细辛各45g，制附子10g，当归45g。上物捣碎，以好酒1500ml煮取1000ml，去渣，收贮备用。每次食后温饮10~20ml。功能祛风胜寒、通脉止痛；适用于痛痹证的治疗。

2. **海桐皮酒**（《太平圣惠方》） 海桐皮、防风、独活、草薢、薏苡仁各60g，五加皮、仙灵脾各60g，狗骨90g，肉桂、天雄（炮）各60g，当归、牛膝各60g，石斛60g，生地黄90g。上物捣碎，入布袋内，与白酒10 000ml共置容器内，密封浸泡，一周至二周后开取，服尽可添酒再泡，至味淡为止。每日可根据个人酒量饮数次，不得大醉。功能散寒除湿、温阳通脉；适用于风寒湿痹中寒邪偏重或寒湿夹杂病证的治疗。

此两方功用基本同上方，但方一除湿胜湿作用不足而温经散寒之力强于上方，两方均用于痛痹证的治疗；方二有较强的除湿、散寒效力，临床主要用于寒湿之邪较重痹证的治疗。

【使用注意】方一与方二中的附子、天雄宜炮制后使用，不可过量，同时性质辛热燥烈、走而不守，易犯胎气，故孕妇应忌用。非医学背景读者需在中医师指导下使用。

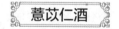

薏苡仁酒

【来源】《医部全录》

【原料】真苡米酒12 500ml，苍耳子、霜茄根、桑寄生、五加皮各62.5g，枸杞子、牛膝各125g。

【制法与用法】真苡米酒即单味薏苡仁酒，其制法有加药酿制法与热浸法两种，前者用薏米碾成粉，加入适量曲、米共酿即可；后者将薏米盛入绢袋，加适量白酒，加热半小时后取出再浸数日而成。以上其他各物混匀装入绢袋，真苡米酒装酒坛内，然后把药袋浸入酒坛中、封固加热煮1.5小时，加热后再浸一周即可饮用。每日早晚各饮1次，随量饮用。

【适用人群】功能除湿通络、祛风散寒；适用于风寒湿痹而湿邪偏胜者，如肢体关节肌肉重着疼痛，肌肤麻木不仁或患处肿胀，肢体关节活动不便，或有胸闷腹胀、纳呆食少、大便稀溏等兼症，舌质淡，苔白腻、脉濡缓的治疗。

【组方诠解】本方适用于着痹即湿痹的治疗。湿为阴邪、其性重着黏滞，故称为着痹。湿邪留滞使气血运行不畅，所以疼痛、麻木；湿邪易于阻遏挫伤阳气、湿盛则阳微，因此患部喜热恶冷，得热熨、按摩，由于阳气可暂时宣通，所以疼痛麻木都可减轻，但移时湿邪复聚则依然如故。湿邪阻滞、留滞难行，故肢体关节肿胀。由于脾主湿，而湿邪最易困遏脾土，所以湿痹常兼有胸闷、腹胀、纳呆、食少、便溏、苔腻、脉缓等脾虚湿困的症状。治宜除湿通络、祛风散寒。本方主药薏苡仁为药食两用物品，《本草纲目》言："健脾益胃……去风胜湿"，《神农本草经》说："去筋急拘挛，不可屈伸，风湿痹"。方中苍耳子、霜茄根均具祛湿除痹之功，与薏苡仁有协同作用，苍耳子味甘苦，性温，入肺肝二经，《本草汇言》指出："甘能益血，苦能燥湿，温能通畅，故上中下一身风湿众病不可缺也……（为）去风湿之药也"，单用、入复方都有效，近年来制成苍耳子注射液治疗慢性腰腿痛，如腰扭伤、腰肌劳损、坐骨神经痛等病症有比较满意的疗效；茄根有祛风胜湿、通络止痛、散血消肿的作用，常用于风湿疼痛、手脚麻木、尿血便血、痔疮疼痛等症的治疗，如《分类本草药性》就说其"治风湿筋骨瘫痪"。桑寄生、五加皮既能祛湿通络、又可补益肝肾。枸杞子、牛膝补肝益肾、强壮腰膝，枸杞子补血养阴还可预防方中温燥太过损伤阴血，牛膝酒浸后其补肝肾、强筋骨作用又会大大增强。以上配伍使本方成为一首以除湿通络、祛风散寒为主，兼以补肝益肾、强壮筋骨的药酒方；因此可用于风湿性关节炎、类风湿关节炎、增生性关节炎、坐骨神经痛等，证属湿痹而伴见肝肾不足病证的治疗。

【附方简介】本方附有三：

1. **薏苡仁醪**（《食品科学》） 生苡仁100g，煮成稠饭，糯米500g烧成干饭，二者拌匀，待冷加酒曲适量，发酵成酒酿。每日随量佐餐。此方功能基本同上方，但药力较缓，也无补肝益肾的作用，适用于湿痹证的治疗。

2. **黑豆酒**（《杭州科技》）　黑豆200g炒熟，趁热放入白酒1000ml中，盖严，浸泡2日即可。每日适量饮服。由于黑豆具利水渗湿、祛风通络、补肝益肾之功，故此方功用均同上方，唯功力较弱。

3. **薏仁白术酒**（《活人书》）　亦名"薏苡仁酒"，由白术20g，海桐皮、五加皮、独活、防风各40g，薏苡仁80g，杜仲40g，牛膝80g，熟地100g组成。上物共为粗末，入绢袋内，用好酒浸泡2周即可。此方功能同上方，也用于着痹而兼有肝肾不足病证的治疗。

长宁风湿酒

【**来源**】《新医药学杂志》

【**原料**】木瓜30g，防风、防己各60g，威灵仙、土茯苓各90g，红花60g，当归120g，生地120g。腹蛇、赤练蛇、眼镜蛇各500g。

【**制法与用法**】上物除三蛇外，先用60度高粱酒1500ml浸3周，然后取用滤液。药渣加水再煎，去渣取汁。另用三蛇分别浸酒1000ml，三周后滤取酒液，等量混合成三蛇酒。将药酒、药汁与三蛇酒三者混合即成为"长宁风湿酒"。每次饮服10~15ml，一日3次。

【**适用人群**】功能祛风除湿、通络止痛；适用于类风湿关节炎或其他性质的关节炎而中医辨证属风湿之邪偏胜痹证的治疗。

【**组方诠解**】本方所治类风湿关节炎简称"类风关"，病变常发生在四肢小关节，早期有局部肿胀和僵硬，晚期变为强直而畸形，西医治疗多用抗风湿类药和肾上腺皮质激素，但抗风湿药往往有胃肠道反应，易引起胃中不适、泛酸，甚至胃出血，激素有其禁忌证，使用不当还会发生反跳现象。对此种病症，目前于病变早期多采用中西医结合治疗，后期必要时可采取手术治疗。本方即适用于类风关早期关节僵硬、酸楚、肿胀等而中医辨证属风湿之邪偏胜的病证。方中防风、防己、威灵仙祛风胜湿、通络止痛，因防己性寒，故治疗风寒湿痹就多与辛温的防风、威灵仙等同用；土茯苓渗湿利尿，木瓜为舒筋活络、宣痹止痛的药食两用物品，同时也有渗湿的作用。红花、当归活血止痛；生地、当归滋阴养血，可防上药温燥太过伤阴耗血。三蛇之中腹蛇为药食两用物品，赤练蛇有微毒，眼镜蛇有毒，三者均具祛风通络之功，现代研究证实，蛇组织含丰富的生物活性物质，在抗感染、抗癌、扶助正气上有着广泛的应用，蛇毒有着比吗啡更强大、更持久的镇痛作用并且无成瘾性。所以本方有祛风除湿、活血止痛的作用，对类风关，用后可使关节酸楚疼痛减轻或缓解，关节松软，功能有所恢复，病变部位皮肤温度增高，同时，化验检查血沉、黏蛋白测定均可下降。

【使用注意】方中三蛇均有毒，应在人工饲养场购买，按炮制要求、国家规定加工后使用，以保证该药酒的安全性。非医学背景读者需在中医师指导下使用。

桑枝酒

【来源】《实用中医内科学》

【原料】桑枝30g，五加皮、木瓜、蚕砂、松节、黑豆各30g，薏苡仁30g，黄柏、十大功劳、金银花各30g。

【制法与用法】上物捣碎，与白酒3000ml共置容器内，密封浸泡10天即可使用。一日3次，每次饮服30~50ml。

【适用人群】功能祛风胜湿、清热通络；适用于湿热痹证，如关节疼痛，局部红肿灼热或有红斑，肢体拘挛、痛不可触，伴有发热、口渴、心烦等全身症状，舌红苔黄、脉滑数的治疗。

【组方诠解】湿热痹常因风寒湿痹日久不愈，郁而化热而成；亦有因素体阳盛或阴虚有热，病邪侵入后热化引起。邪热壅于经络关节，气血运行阻滞，营卫凝涩不通，因此出现关节红肿热痛、肢体拘挛不舒等表现。治疗应立祛风除湿、清热通络之法。方用味苦微辛、性质平和、善通经络的桑枝祛风湿、利关节、行水气。五加皮、木瓜、蚕砂、松节、黑豆五物祛风除湿，同时还分别有补益肝肾、舒筋活络、活血止痛的作用，如《本草纲目》说五加皮"治风湿痿痹、壮筋骨"，《中药学》记载木瓜"为舒筋活络的要药，又能除湿，用于风湿痹痛……筋脉拘挛等症"，《滇南本草》指出松节"行经络，治……筋骨疼痛，湿痹痿软。"薏苡仁健脾利水、除湿止痛；黄柏、十大功劳属苦寒之品，兼以散瘀消肿，金银花清热解毒，以上均针对湿热、热毒而设。以上配伍，使本方具有祛风胜湿除痹、清热解毒通络的作用，适用于湿热蕴结、营卫阻滞所致关节肿痛剧烈、痛处焮红灼热，即风湿性关节炎活动期病症的治疗。

虎骨酒

【来源】《中华人民共和国药典》（1977年版）

【原料】狗骨或牦牛骨（原方为虎骨，已禁用）、淫羊藿各80g，防风、蕲蛇、羌活、独活、白芷、制川乌、制草乌、肉桂、苍术、木瓜、五加皮各5g，松节40g，薏苡仁、草薢各80g；人参5g，当归、白芍、川芎各5g，熟地80g，鹿茸、杜仲、补骨脂、续断、枸杞子各5g；红花、丹皮各5g，乳香、没药各20g，牛膝80g，青皮、佛手、木香、乌药、檀香、砂仁、丁香、白豆蔻各5g，陈皮80g，紫草5g，玉竹80g，麝香0.2g，红曲200g。

【制法与用法】上物除红曲外，将狗骨或牦牛骨煎煮、浓缩成稠膏；乳香、没药制成细粉，与麝香共研；其余防风等39味粉碎成细粉，另取白酒17 600ml，红糖960g，蜂蜜1600g与上述骨膏、红曲、药粉共置罐中，加盖，加热炖至酒沸，倒入缸内，密封，静置至少三个月，取上清液使用。每次15ml，一日饮服2次。

【适用人群】功能散寒除湿、活血通络、补益肝肾、益气补血；适用于风寒湿痹而兼有肝肾不足、气血亏虚的病证，如四肢关节或腰膝酸困疼痛、屈伸不利，或有肌肤肿胀或是麻木，病情时轻时重、时好时坏，遇劳则加重、休息后减轻，并兼见身疲乏力、心慌气短，或畏寒怕冷、精神不振、舌淡、脉虚等症的治疗。

【组方诠解】本方主治证因属伴见肝肾不足、气血亏损的风寒湿痹，故治宜祛邪与扶正并重，用散寒除湿、活血通络、补益气血、滋补肝肾之法。方中具体有三组原料，一是狗骨（或牦牛骨）、淫羊藿、五加皮并防风、蕲蛇、羌活、独活、白芷、川乌、草乌、肉桂、苍术、薏苡仁、草薢，以及木瓜、松节，驱痹通络止痛，重在祛邪，淫羊藿、五加皮祛风除湿，兼以强筋壮骨，防风、蕲蛇、羌独活专于祛风除痹，白芷、川乌、草乌、肉桂重在散寒祛痹，苍术、薏苡仁、草薢偏于祛湿除痹，至于木瓜、松节，则有舒筋活络、宣痹止痛的作用。二是人参与当归、白芍、熟地、川芎即"四物汤"益气补血；鹿茸、杜仲、补骨脂、续断、枸杞子补益肝肾、强筋壮骨，以上重在扶正。三是其他原料，红花、丹皮、乳香、没药、牛膝活血化瘀、通络止痛；陈皮、青皮、佛手、木香、乌药、檀香、砂仁、丁香、豆蔻，一则行气以助血脉通畅，取"血病治气"之义，二者疏肝和胃悦脾，可防扶正之品滋腻太过，呆胃滞脾；紫草、玉竹性质寒凉，可拮抗方中温燥之品，避免伤阴耗血，麝香辛散通络止通，用之则药效大增，不用则药效平平，红曲为着色剂，同时也有健胃、活血的功效。以上各物达44味之多，但组方合理，有理有法，扶正祛邪，标本兼顾，临床疗效卓著，是妇孺皆知的治痹名药酒，主要适用于寒湿偏重，兼有肝肾不足、气血亏损的风寒湿痹的治疗。

【附方简介】本方附方有二：

1. **喇嘛酒**（《随息居饮食谱》） 豨莶草15g，胡桃肉120g，制首乌、枸杞子各30g，杜仲、牛膝各15g，龙眼肉120g，白术、茯苓各15g，熟地30g，当归、白芍、川芎、丹皮各15g，乌药、砂仁各7.5g。上物共为粗末，入绢袋内装好，置于白酒2500ml之中，隔水加热，取出放凉后，再加入白酒7500ml，密封浸泡，一周即成。每日适量饮用2次。

2. **牛膝大豆浸酒**（《圣济总录》） 酒牛膝、黑大豆（即乌豆）（炒熟）、生地黄各300g。上物一起同煮半小时，入布袋内，与白酒10 000ml同置于容器中，密封浸泡7天后服用。早晚各服一次，每次20~30ml。

此两方功用均同上方，但祛风除湿之力稍嫌不足，临床主要用于中老年肝肾精血虚衰者感受风寒湿邪所致的痹证。

【使用注意】此酒性质偏热，故年轻气盛，或阴虚火旺者忌服。

天雄酒

【来源】《太平圣惠方》

【原料】天雄（炮）、桂心各30g，附子（炮）、川椒各9g，乌梢蛇90g，防风9g，白术9g，杜仲30g，五加皮、牛膝、淫羊藿各9g，川芎9g，酸枣仁（炒）30g，石斛9g。

【制法与用法】上物共捣碎，入布袋内，与白酒5000ml共置容器内，浸泡7日以上即成。每日2次，每次15~30ml，饭前饮用。

【适用人群】功能温阳散寒、驱痹止痛；适用于阳虚痹，如肢体关节疼痛剧烈、冷感明显，得热则舒、遇冷加重，平素畏寒肢冷、腰膝酸冷、尿多便溏，面色苍白、舌淡苔白、脉沉缓无力的治疗。

【组方诠解】本方所治阳虚痹常因素体阳虚、卫阳不固、寒湿等痹邪乘虚入侵引起，而既病之后，又无力驱邪外出，致使痹邪逐渐深入、留连筋骨血脉。治宜扶助阳气、散寒通脉、祛湿止痛。方中主药天雄即附子或草乌之形长而细者，味辛性热有毒，一定要经过炮制、减弱毒性后才能使用。《本经逢原》记载："天雄，禀纯阳之性，补命门……强肾气，过于附子。故《本经》用治大风寒、开湿痹、历节、拘挛诸病"，《中药大辞典》更是明确指出："祛风、散寒、燥湿、益火助阳。治风寒湿痹、历节风痛、四肢拘挛……"。附子是川乌栽培品的子根，其与桂心、川椒和天雄的作用相似，与天雄合用，使本方温阳散寒止痛的效力大大增强；防风、乌梢蛇祛风通络；白术健脾燥湿。杜仲、牛膝、五加皮、淫羊藿补肝益肾、强筋壮骨，兼以祛风除湿。川芎活血化瘀通脉；酸枣仁酸甘养阴，石斛甘寒滋阴清热，二者在方中可避免上药辛温燥热太过伤阴耗血。诸物合用，即有温阳散寒、驱痹止痛的作用，主治阳虚痹。

【附方简介】本方附方有一：

仙灵木瓜酒（《河南省秘验单方集锦》） 仙灵脾15g，木瓜12g，甘草9g。上物切碎，以500ml白酒浸泡一周即成。一日3次，每次饮服15ml。此方功用均同上方，唯功力较弱。

【使用注意】上述二方性质偏于温热，故阴虚火旺者与孕妇均应忌服。天雄、附子宜炮制后使用，不可过量，非医学背景读者需在中医师指导下使用。

十二、祛湿类茶饮与药酒药膳方

（一）概述

1. **概念** 祛湿类药膳是指具有化湿利水、通淋泄浊、利湿退黄作用的茶饮、药酒等药膳。

2. **适应证** 适用于小便不利、水肿、淋浊、黄疸、肥胖等水湿病证的治疗或辅助治疗。

3. **应用** 湿邪为病，有外湿、内湿之分。外湿证常由久居低湿或淋雨涉水、感受湿邪所致，表现恶寒发热、头胀身重、周身困痛、面目浮肿等，多属肌表为病。内湿证多因饮食不节、过食生冷肥甘酒酪，或脾胃素虚、水液运化失司、水湿集聚停蓄、湿证内生，常见胸闷脘痞、呕恶泄利、水肿、淋浊、黄疸等，多属脏腑为病。湿邪致病，具有头身重困、四肢酸懒沉重，排泄物、分泌物秽浊不清，病症缠绵难愈的特点，并且易于阻遏气机、损伤阳气，无论外湿、内湿也常有脾被湿困、运化失职的共有表现。湿证的治疗，大抵湿邪在上在外者，可表散微汗以解之；在内在下者，可芳香苦燥以化之或甘淡渗湿以利之；湿从寒化，宜温阳化湿；湿从热化，宜清热利湿；水湿壅盛，可攻逐水湿；体虚湿盛，又当祛湿与扶正兼顾。

根据治法与方剂作用的不同，祛湿方剂一般有适用于湿浊内盛、脾失健运病证的"芳香化湿方剂"，适用于水湿壅盛病证的"利水渗湿方剂"，适用于湿热外感、或湿热内盛以及湿热下注所致病证的"清热祛湿方剂"，适用于湿从寒化和阳虚气不化水病证的"温化水湿方剂"，以及适用于痹证的"祛风胜湿方剂"，而药膳的祛湿剂不涉及以上全部内容，亦即全部祛湿途径。本书重点介绍通过利小便而渗泄水湿的方法，具体来说主要有三个方面：

（1）利水渗湿：常选用甘淡性味的药、食以渗利小便，适用于寒热性质不太明显的小便不利、泄泻、水肿、痰饮、肥胖等水湿病证。

（2）利水通淋：多选用甘寒，长于清利下焦湿热、消除尿道淋涩的药、食以利尿通淋，适用于湿热淋浊而尿频不利、小便浊热、短赤涩痛等症。

（3）利湿退黄：常选用清泄肝胆湿热兼可利胆退黄的药、食以利湿退黄，适用于身目发黄、黄色鲜明、小便黄赤短少等湿热黄疸，即阳黄证。

4. 常用药材与食品　祛湿类药膳以猪苓、泽泻、车前草、金钱草、萆薢、茵陈等药材，茯苓、薏苡仁、赤小豆等药食两用物品，以及冬瓜、玉米须、黄豆、鲫鱼、鲤鱼等食材最为常用。

5. 应用注意事项

（1）宜配用健脾与理气的药食。由于"诸湿肿满、皆属于脾"，因此祛湿作用的药膳方剂常常需配伍健脾助运的药材与食品。又因湿邪重浊黏腻，易于阻遏气机，故祛湿剂中往往也需配伍理气的药物或食材，此即《温病条辨》"气化则湿亦化"之理。

（2）预防过用伤津。本类方剂多有利尿伤津之弊，应中病即止，不可用之过分。若素体阴津虚衰而水湿停积者，尤应慎用，必要时可配伍养阴生津的药食。

（3）注意使用禁忌。本类方剂尚有滑利之性，故孕妇应当慎用。

（二）茶饮药膳方选

冬瓜皮饮

【来源】《现代实用中药》

【原料】赤小豆90g，冬瓜皮20g，玉米须15g，西瓜皮、白茅根各20g。

【制法与用法】上物水煎取汁，一日分3次饮用。

【适用人群】功能利尿退肿、清热止渴；适用于湿热壅结或水湿化热的水肿证，如头面与双足浮肿，甚至遍体浮肿，纳呆腹胀、烦热口渴、小便赤涩，苔白或黄、脉滑或数的治疗。另外也可用于暑热烦渴、尿少及肥胖症的治疗。

【组方诠解】本方主治下焦湿热所致的水肿证。另外亦可用于暑热烦渴、小便短少及形体肥胖的治疗或辅助治疗。由于肾和膀胱同属下焦，因此下焦感受湿热，或下焦蓄水化热，湿遏热郁，肾与膀胱开合失职、气化失常，水湿泛滥，就会出现头面、双足、甚至全身浮肿；纳呆腹胀、烦热口渴、小便赤涩、苔黄脉数又为湿热阻滞之证。治宜利尿退肿、清热止渴。方中所用原料均为食材和药食两用物品，主药冬瓜皮既是利水消肿的良药，冬瓜又是夏秋冬季的佳蔬，其味甘淡，具渗利小便之功，其性寒凉，有清热消暑的作用却不伤正气，临床可用于水肿淋浊、暑热烦渴等症的治疗。正因为冬瓜皮淡渗利尿，所以又可用于肥胖、"肥胖症"的辅助治疗。方中冬瓜皮并赤小豆、玉米须三者重在利尿消肿，如《神农本草经疏》指出："凡水肿、胀满……皆湿气伤脾所致，赤小豆健脾燥湿，故主下水肿胀满……利小便也"，《现代实用中药》记载："（玉米须）为利尿药，对肾脏病、浮肿性疾患……等有效"。西瓜皮清热祛暑、利尿退肿，白茅根清热利尿、凉血止血，二者偏于清热利湿。诸物合用，共奏利尿退肿、清热化湿、消暑止渴之功。临床可用于急性肾炎、轻型慢性肾炎及肝硬化腹水等症所致的水肿、小便不利的治疗；也用于中暑及肥胖症的治疗或辅助治疗。

【附方简介】本方附方有三：

1. **赤豆冬瓜茶**（《日常食物药用》）　赤小豆、冬瓜肉适量，煮汤代茶饮。此方功同上方，但比较而言健脾益胃作用较强，而清热之力不足，临床除用于肾炎水肿、肝硬化腹水的治疗外，也用于营养不良性水肿的治疗。

2. **三豆饮**（《百病饮食自疗》）　赤小豆、黑豆、绿豆各100g。以上水煎煮烂，调入适量白糖，代茶频饮。此方功用同上方，但健脾补肾之力较强，清热作用也不逊色，因此临床可用于脾肾双损、湿热阻滞所致水肿、小便不利的治疗，尤以妇女妊娠期水肿、夏季水肿等病症最为适宜。

3. **玉米须赤豆饮**（《百病饮食自疗》）　玉米须、赤小豆各30g，玉米须新鲜者100g。玉米须洗净，用纱布包好后，与赤小豆加水同煮至豆熟，食豆饮汤，一日2次。此方功用均同上方，唯药力稍弱。

黄芪三皮饮

【来源】《常见病的饮食疗法》

【原料】黄芪30g，大枣5枚，茯苓皮、冬瓜皮各30g，生姜皮10g。

【制法与用法】上物加水500ml，煎取300ml，调入白糖，分2次饮服。

【适用人群】功能健脾益气、利水渗湿；适用于脾胃气虚引起的水肿，如头面或四肢浮肿、小便不利、大便溏泻、食少腹胀、倦怠乏力、面白不华、舌淡胖苔腻、脉濡缓的治疗。

【组方诠解】本方适用于脾胃气虚所致水肿证的治疗。《素问·至真要大论》说："诸湿肿满，皆属于脾"。因脾主运化，既主运化水谷，亦主运化水湿，故脾胃气虚、运化失健，水湿泛溢肌肤，即会出现头面或四肢浮肿；而升降失职，胃气不降则食少，脾气不升则腹胀；正因为脾气不升，因此三焦气机阻滞，水道通调失常，又会出现小便不利、点滴不畅。脾胃之气虚衰、气血化生不足，故倦怠乏力、面白不华。舌淡胖苔腻、脉濡缓则是脾虚水湿偏盛之征象。治宜健脾益气、利水渗湿。方中主药黄芪甘温补气，是补中益气、补脾益胃的要药，此外尚有利尿退肿之功，如《名医别录》谓其"益气，利阴气"，现代研究证实，黄芪煎剂给大鼠皮下或静脉注射均有利尿作用，其作用与氨茶碱、双氢氯噻嗪相当，利尿持续时间较长，连续应用也未见耐药性；临床观察也有中等度的利尿作用。茯苓皮、冬瓜皮、生姜皮均属皮类利水渗湿药食，有开皮腠、利水湿的作用。大枣补脾益胃、益气养血，以助黄芪健脾益气。白糖既可矫味，更有清热利尿的功效，与茯苓皮、冬瓜皮、生姜皮有协同利水渗湿的作用。所以黄芪、大枣补脾益气、利尿消肿，再加上皮类药食与白糖利水渗湿，标本兼治，即使本方成为治疗脾胃气虚水肿的较好的药膳方剂；临床可用于年老、体虚及孕妇形体水肿、小便不利的治疗，另外对营养不良性水肿也有辅助治疗作用。

赤浊益母茶

【来源】《家用良方》

【原料】益母草子、茶叶各6~9g。

【制法与用法】上两物，沸水冲泡20分钟，或加水稍煎，代茶饮服。

【适用人群】功能清热通淋，凉血止血；适用于血淋证，如小便赤浊，或夹紫暗血块，溲频短急、灼热疼痛、涩滞不利，甚至尿道满急疼痛、牵及脐腹，舌暗红苔干、脉数等的治疗。

【组方诠解】本方适用于血淋实证的治疗。血淋因热伤血络、渗入膀胱而成。前人有血淋为热淋之甚的说法。因此热客膀胱，血热伤络，致血与小便同下，血淋即由此而产生。如若热甚煎熬，血结成瘀，则溲血成块，血紫而暗；壅塞膀胱，又会表现小腹急满硬痛。湿热壅结、阻滞气机、膀胱气化失司，因此溲频短急、灼热疼痛、涩滞不利。舌暗红苔少、脉数则是血热血瘀的征象。治宜清热通淋、凉血止血。方中主药益母草子即茺蔚子，味甘辛，性微寒，味甘故能补阴，味辛既行气又活血，性寒则可清热，因此具行气活血、调经止痛、清热利尿之功，另外还有破瘀之中兼以收敛、行气活血的同时伴有补益的特点，临床可用于妇科血证、小便不通、血淋尿血等的治疗。茶叶清热解毒、利尿去湿。两者合用，共奏清热通淋、凉血止血之功，适用于泌尿系统感染而兼有小便不利、尿血之症，即中医称为"血淋"证的治疗或辅助治疗。

【附方简介】本方附方有一：

海金沙茶（《本草图经》）　海金沙50g，茶叶25g。上两味捣研令细，每服9g，生姜、甘草汤调下。由于此方以清热解毒、利尿通淋、排石作用的海金沙易茺蔚子，所以此方即具清热解毒、利尿通淋之功，适用于血淋、石淋等症的治疗。

尿利清茶

【来源】《江西中医药》

【原料】五月艾（根茎）45g，凤尾草、白茅根各15g，蜂蜜10g。

【制法与用法】前三物共制粗末，水煎取汁，调入蜂蜜，代茶饮服。一日1剂，分2次于饭前饮服。

【适用人群】功能清利湿热、利水通淋；适用于热淋证，如小便频数、点滴而下、尿色黄赤、灼热刺痛、急迫不爽，痛引脐中，或伴腹痛拒按，苔黄腻、脉濡数的治疗。

【组方诠解】湿热毒邪侵袭膀胱，气化失司，水道不利是本方所治热淋证的主要病机。因此治疗当立清利湿热、利水通淋之法。方中五月艾（即野艾之根茎），作用与艾叶不同，偏重于利尿消肿、抗菌消炎，药理实验表明，野艾的水煎剂在试管内对金黄色葡萄球菌、溶血性链球菌、肺炎双球菌、白喉杆菌、痢疾杆菌、伤寒与副伤寒杆菌、霍乱弧菌等均有不同程度的抑制作用，所以可用于尿道感染、膀胱炎、肾盂肾炎等泌尿系统感染病症的治疗。凤尾草具清热利湿、凉血止血之功，主治热淋、血淋等病证，如《常用中草药手册》记载："清热，利湿，凉血。治菌痢、肠炎……尿路感染、白带……湿疹"，近代研究发现，凤尾草对金黄色葡萄球菌、溶血性链球菌、福氏痢疾杆菌、伤寒杆菌等均有抑制作用。白茅根为药食两用物品，有较强的清热利尿、凉血止血的作用，临床常用于热淋、尿血，类似于急慢性肾炎、肾盂肾炎、急性膀胱炎、急性尿道炎等病症的治疗。蜂蜜亦为药食两用物品，甘甜可以矫味，而性凉质润又兼以清热解毒、通利三焦。以上配伍，共奏清利湿热、利水通淋之功，因此适用于热淋证或血淋证的治疗。

【附方简介】本方附方有二：

1. **凤尾草茶**（《江西民间草药》）　凤尾草50～100g（干品10～20g）开水冲泡，或用米泔水煎沸，代茶饮用。此方功用均同上方，但药力较弱。

2. **通草茶**（《药茶治百病》）　通草、灯心草各3g，青茶叶6g，白茅根30g。上物以沸水冲泡，代茶频饮。此方重用甘淡性凉，清热利湿、利尿通淋的通草、灯心草，并配用白茅根、青茶叶以清热、利尿、凉血，所以其功能与上方相同，也用于湿热淋证与血淋的治疗。

钱草玉米茶

【来源】《中国茶叶大辞典》

【原料】金钱草30～60g，玉米须30～60g，绿茶5g。

【制法与用法】上三物制成粗末，置茶壶或茶杯内沸水浸泡20分钟；或上三物加水煎煮10～15分钟。每日1剂，不拘时候频频饮服。

【适用人群】功能清热化湿、利尿排石；适用于肾结石、尿道结石或肝胆结石的治疗或辅助治疗。

【组方诠解】本方所治肾结石、尿道结石等即中医所说的"石淋"证。因其由湿热下注、化火灼阴，煎熬尿液、结为砂石，瘀结水道引起，故治宜清热化湿、利尿排石。方中主药金钱草味苦性凉，归肾、膀胱及肝、胆诸经，有良好的清解湿热、利尿通淋、消石排石的作用，临床常以本品单用或与其他药食合用治疗各种结石。金钱草配绿茶，意在加强方中清热利湿、利尿的作用；合玉米须，旨在加强利尿、利胆排石的功效。如现代研究证实，金钱草与玉米须均有利尿作用，而且还有促进胆汁分泌、胆囊内压增高、胆道括约肌松弛及降低胆汁黏度、减少胆色素含量，亦即利胆、消除胆结石的作用。以上三味合用，即有清热化湿、利尿排石的作用，临床可用于肾结石、尿道结石等而中医辨证属石淋实证的治疗。

【附方简介】本方附方有二：

1. **金钱草茶**（《上海中医药杂志》）　金钱草60g，制成粗末，沸水冲泡，代茶频饮。此方功用均同上方，唯药力稍逊。

2. **石韦车前茶**（《全国中草药汇编》）　石韦、车前草各30～60g，栀子30g，甘草9～15g。上物共制粗末，水煎代茶饮，一日1剂。此方以利尿通淋、排石止血的石韦，清热利尿、通淋退肿的车前草为主组成，故其功能与上方相同，但石韦、车前草主要适用于泌尿系统疾病，所以此方应用范围较窄，只宜于泌尿系结石的治疗。

消黄茶

【来源】《常见病验方研究参考资料》

【原料】茵陈、车前草、半边莲各15g。

【制法与用法】上药水煎取汁，加糖调匀，代茶温饮。

【适用人群】功能清热利尿、退黄；适用于黄疸阳黄证，即身目发黄、黄如橘色、小便不利、发热口渴、纳差腹胀、苔黄腻、脉滑数的治疗或辅助治疗。

【组方诠解】黄疸即目黄、身黄、小便黄为特征的疾病。阳黄是黄疸的类型之一，也就是黄色鲜明、属热属实的病证就称为"阳黄"。阳黄乃湿热蕴结、熏蒸肝胆、胆汁外溢、不循常道所致，所以可见身目发黄，因是湿热为病，非寒湿所致，故黄色鲜明如橘子色。湿热蕴结、气机阻滞，三焦通调失职，故小便不利；中焦脾胃受阻，气的升降失常，则纳差腹胀。病属热证，故发热口渴。苔黄腻、脉滑数又为湿热病的征象。对此湿热蕴结所致的阳黄证，治宜清热利尿、退黄为主。方中主药茵陈味苦，性平微寒，具清热利湿之功，是治疗湿热黄疸的必备药物。现代研究证实，茵陈有抗菌、抗肝炎病毒、解热及利尿等诸多功效，单用或与其他药物配合使用，可治急性黄疸性肝炎、胆囊炎、钩端螺旋体病等病症。本方除茵陈外，尚有清热、利水、解毒的车前草、半边莲，其与茵陈的关系是协同、增益关系，共奏清热利湿、退黄解毒之功，临床用于阳黄证的治疗，疗效是肯定的。

【附方简介】本方附方有二：

1. **茵陈车前子茶**（《河南省秘验单方集锦》）　茵陈150g，车前子（布包）300g，鲜柳叶500g。上物加水煎汤取汁，代茶饮用。隔日1剂，连服半个月。此方以疏肝清肝、祛湿利尿的车前子与清热、利尿、解毒的柳叶替代车前草和半边莲，故其功用也同上方，临床可用于阳黄证，如黄疸型肝炎的治疗。

2. **茵黄绿茶饮**（《茶酒祛百病》）　茵陈30g，大黄6g，绿茶3g。上物水煎，代茶饮用。此方由于用了苦寒清热、通腑退黄的大黄，故其清热退黄作用较上方和方一都要强，同时还兼有通便之功，临床也用于阳黄证的治疗。

健美减肥茶

【来源】《福建成药》

【原料】麦芽、山楂、神曲、莱菔子，赤小豆、茯苓、泽泻、茶叶，以及黑牵牛子（炒）、白牵牛子（炒）、陈皮、藿香、夏枯草、草决明各等份。

【制法与用法】上物共研细末，瓷罐封贮备用。一日1～2次，每次用上末6～12g，沸水冲沏，代茶饮用。

【适用人群】功能消食化积、健脾渗湿、降压降脂；适用于血压、血脂过高肥胖患者的调治。

【组方诠解】肥胖症是以体态雍容、躯体庞大、行动困难，或有头晕心悸、短气多汗、易患外感病为主症的一种疾病，其不仅使患者形象不美、活动不便，而且还是引起高血压病、中风、冠心病、糖尿病、肝胆结石等影响人类生命的诸多疾病的元凶。因此肥胖与减肥就是现代社会人们普遍关心的话题。中医学认为，肥胖多由气虚、痰湿瘀浊所致，故有"胖人多气虚""肥人多痰湿"的说法。本方即适用于肥胖症而伴有高血压、高脂血症的患者，方中麦芽、山楂、神曲三者合称"三仙"，是消食导滞的著名配伍，莱菔子也具行气消食之功，兼有通利大便的作用，上四味针对气虚失运、宿食、痰湿积滞而设，此外山楂还有降血脂的功效。赤小豆、茯苓、泽泻与茶叶渗湿利尿，赤小豆、茯苓尚能健脾益气、促进脾胃运化；茶叶既能利尿，亦可消食，现代研究发现，其所含的茶多酚不仅能防止动脉硬化，而且还有减肥的功效。黑牵牛子、白牵牛子即二丑，《本草正义》谓："善泄湿热，通利水道，亦走大便"，现代研究证实，其有比较明显的泻下、利尿作用，故可用于肥胖症的治疗。陈皮、藿香辛温理气行水，是根据"气行则水行""气滞则水停"的理论用药的。现代研究证实，夏枯草、草决明均有降压降脂、利尿退肿的作用，草决明为种子，尚可通利大便。以上配伍，使本方即具消食化积导滞、健脾渗湿利尿、降压降脂减肥的综合功效，因此可用于高血压、血脂过高肥胖者的治疗。

【附方简介】本方附方有二：

1. **葫芦减肥茶**（《茶酒治百病》）　亦称"减肥茶"。陈葫芦15g，茶叶3g。上二味共制粗末，沸水冲泡、代茶饮服。

2. **山楂减肥茶**（《祝您健康》）　亦称"减肥茶"。生山楂10g，生薏苡仁10g，干荷叶60g，橘皮5g。上物共为粗末、混匀，放入热水瓶或保温杯中用开水泡后代茶饮用。饮完后再续开水，至味淡止。连续饮用。

因方一用了"利水道"（《滇南本草》）、"主消水肿"（《饮膳正要》）的葫芦，方二用了利水渗湿的薏苡仁、荷叶，故此两方功能与上方基本相同，但效力较弱，也无通便的作用；临床上此两方都用于无伴有疾病的单纯性肥胖的治疗。

【使用注意】二丑有毒性，须炮制后使用，不可过量，非医学背景读者需在中医师指导下使用。

（三）药酒药膳方选

治新久水肿酒

【来源】《本草纲目》

【原料】大豆1000g。

【制法与用法】大豆用1000ml清水煎煮至800ml，去豆，入薄酒（低度数白酒）800ml再煎，煎至800ml即可。随量饮用。

【适用人群】功能健脾益气、利尿渗湿；适用于脾虚水肿证，如全身浮肿、小便短少、身体困重、胸闷腹胀、纳呆呕恶，苔白腻、脉沉濡的治疗。

【组方诠解】本方所治水肿如慢性肾炎、营养不良性水肿、肝硬化腹水，证属由脾胃气虚、运化失健、气化不行所致，因此治疗当立健脾益气、利尿渗湿之法。方中大豆即黄大豆、黄豆，味甘性平，既可补益，又能疏利，如炒熟食之可补益脾胃、健脑宁心，对久病体虚、羸瘦乏力、心悸健忘等均可治之；水煎、酒煮，或作酒剂，又能利水消胀；生豆浸捣，外涂患处能治诸痛痒疮；发成豆芽，与鲫鱼、鲤鱼同煮，食鱼饮汤，可治妇人产后虚损、乳汁不下。本方用大豆、黄豆水煎、酒煮，即取大豆补中、利尿、渗湿的作用；而酒辛散行气、温可散寒，又能助脾化湿、消散阴凝之邪。全方共奏健脾益气、利尿渗湿之功，所以主治脾虚水肿证。

【附方简介】本方附方有一：

范汪蒲黄酒方（《外台秘要》） 蒲黄20g，赤小豆、大豆各200g。上三味以清酒2000ml，煮取600ml，去渣取汁，随意饮用。此方健脾利湿作用强于上方，蒲黄既能活血，又可利尿，故兼有行血化瘀的功效，所以适用于脾虚水肿兼有瘀血阻滞病证的治疗。

鲤鱼醪糟

【来源】《补辑肘后方》

【原料】鲤鱼1条（500g左右），醪糟汁200ml。

【制法与用法】醪糟汁加水适量，将去鳃、鳞及内脏的鲤鱼放入，煮至水干。空腹分次温食。

【适用人群】功能健脾温阳、化气行水；适用于脾阳虚衰、水湿泛滥肌肤或内蓄腹中所致的全身浮肿或腹水的治疗。

【组方诠解】本方所治脾阳虚衰全身浮肿或腹水，证见眼睑或全身浮肿，脘腹胀满，腰以下肿甚，食少便溏、面色萎黄、神倦肢冷，舌淡苔白滑、脉沉缓，治宜健脾补中、温运脾阳、化气行水。方中主药鲤鱼味甘，性寒，具健脾利水消肿之功，是治疗脾虚水肿的绝好食品。如《神农本草经疏》就谓其："乃益脾除水之要药……凡治浮肿之药，或专于利水，或专于补脾，其性各自为用。唯鲤鱼能导横流之势，补其不足、补泻兼施"。醪糟即南方人所说的"酒酿"，因其味辛性温、长于升透，故能温阳助运、行散消凝。二者合用，即有健脾温阳、化气行水的作用，适用于营养不良性水肿、肝硬化腹水等而中医诊断为脾阳虚衰型水肿或臌胀的治疗或辅助治疗。

【附方简介】本方附方有一：

醇酒煮鲤鱼（《中国药膳学》） 鲤鱼1条，去鳃、鳞及内脏，洗净，加米酒1500ml同煮至酒干，食鱼。此方功用均同上方。

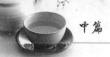

通草酿酒

【来源】《本草纲目》

【原料】通草250g，灯心草30g。

【制法与用法】上物加水共煎取汁，同曲、米如常法酿酒。随量徐徐饮之，不拘时候，以愈为度。

【适用人群】功能清热化湿、利尿通淋；适用于湿热淋证，如小便不利、尿频尿急尿痛，或伴心烦口渴、泻下黄糜臭秽、肛门灼热等症的治疗。

【组方诠解】方中通草、灯心草皆有清热化湿、利尿通淋的功效，二者是协同作用，而通草兼具下乳的效用，多与他药合用治疗产后乳少或乳汁不行的病证，如《本草纲目》记载："通草……气寒，味淡……引热下降而利小便，通气上达而下乳汁；其气寒，降下，其味淡，升也"，《医学启源》指出："除水肿癃闭，治五淋。"灯心草尚能清心泻火，既清心火，治心烦失眠、口舌生疮，也泻心热移于小肠之火，治小便黄赤、灼痛、或是尿血，像《神农本草经疏》就说："灯心草……能通利小肠热气，下行从小便出，小肠为心之腑，故亦除心经热也"。两者合用，加上酒的辛散温通，全方即有清热化湿、利尿通淋、下乳催乳的综合功效，临床除治湿热淋、血淋型泌尿系感染之外，也用于肝郁肝热型缺乳的治疗或辅助治疗。

栀子茵陈酒

【来源】《普济方》

【原料】茵陈1小把，栀子5～7个。

【制法与用法】上物以酒水各半2大碗，蒸至八分。清晨至中午一个上午分次饮完。

【适用人群】功能清热解毒、利尿退黄；适用于湿热黄疸证，如全身及巩膜发黄，黄如橘色鲜明，小便不利，发热、口渴、心烦，舌红苔黄腻、脉数的治疗。

【组方诠解】方中栀子苦寒，清热泻火，是治疗热病发热、心烦懊恼的要药；栀子除有清热作用外，还有利胆的功能，动物试验证明，栀子水浸膏及醇浸膏均有显著的利胆作用，临床实践表明，该药也有利胆退黄的作用。茵陈是治疗湿热黄疸的必备药物，像《医学衷中参西录》就明确指出："茵陈善清肝胆之热，兼理肝胆之郁，热消郁开，胆汁入小肠之路毫无阻隔也"。二药合用，共奏清热化湿、利尿退黄之功。方中原料用水酒各半蒸煮，一是使药物有效成分容易析出；二是酒还可疏利湿热壅结所致的气血阻滞，使气机宣通，水道通调，胆汁自循其道。因此临床可用于传染性肝炎、胆囊炎、胆石症、胰腺炎等所致黄疸，而中医辨证属阳黄证的治疗或辅助治疗。

【附方简介】本方附方有一：

猪胆酒（《验方新编》） 新鲜猪胆1枚。取出胆汁，再将胆汁冲入1杯白酒内。每次空腹饮服2~3口，一日3次。1日1个猪胆，5日为一个疗程。此方所用猪胆苦寒清热、利湿解毒，古今均有以其单用或合用治疗黄疸的记载，所以功用均同上方。

【使用注意】栀子茵陈酒宜长时间蒸煮，使药物有效成分充分利用，乙醇大量挥发，以保证疗效的发挥及服用的安全。

十三、祛痰止咳平喘类茶饮与药酒药膳方

（一）概述

1. **概念** 祛痰止咳平喘类药膳，即指具有祛痰、止咳、平喘作用的茶饮、药酒等药膳。

2. **适应证** 适用于痰浊为病，阻塞气道、肺气失宣所致的咳嗽气喘、痰多胸闷，或痰黏难咯、时有气喘等病证的治疗或辅助治疗。

3. **应用** 咳嗽气喘证的发生总由肺失宣降、肺气上逆，或肾失摄纳所致；但也与痰浊密切相关。临床或由外感或因内伤引起，外感咳喘属实，因外邪或痰浊犯肺而发；内伤咳喘属虚或邪实与正虚并见，正虚常由肺肾气虚、气机升降出入异常而致。如上所述，咳嗽、咳痰、气喘证有虚有实、有寒有热、有外感有内伤，因此，其治法也是灵活多变的。如《素问·三部九候论》之"实则泻之""虚则补之"，《素问·至真要大论》之"寒者热之""热者寒之""客者除之""留者攻之""散者收之""劳者温之""燥者濡之"……特别是《素问·至真要大论》的"下之"与《素问·六元正纪大论》的"金郁泄之"等都是本类方剂的立法依据。通过祛痰、化痰，及宣肺、补肺，一方面祛除痰浊，一方面调理肺气，即可消除痰浊为患、阻塞气道、肺气失宣，或肺肾气虚、宣降无力所致的咳嗽气喘、胸闷痰多，或痰黏难咳、时有气喘等症状，

所以像急慢性支气管炎、支气管扩张、肺炎、肺气肿、肺源性心脏病就可选用祛痰止咳类药膳治疗或配合其他疗法治疗。

4. 常用药材与食品 祛痰止咳类药膳以半夏、白芥子、贝母、枇杷叶、桑白皮等药材，杏仁、生姜、莱菔子、紫苏子、蜂蜜等药食两用物品，以及橘子、萝卜、柿子、梨、核桃、猪肺等食材最为常用。

5. 应用注意事项

（1）痰浊咳喘需因证配伍选药。咳嗽、气喘由痰浊所致者，因痰有寒、热、燥、湿等的不同，故应用时须因证选择，或作适当配伍。如寒痰，多用生姜、白芥子；热痰，常用贝母、枇杷叶；燥痰，多用梨子、蜂蜜；湿痰，常用半夏、橘皮。

（2）咳喘证需调理相关的脏腑。痰浊的产生，究其原因，常与肺失输布、肾虚水泛有关，治疗时须审因论治，如《景岳全书》指出："见痰休治痰""善治痰者，治其生痰之源"。而咳喘证，特别是咳嗽，《素问·咳论》提出："非独肺也""五脏六腑皆能致咳"，还与其他脏腑有密切关系。因此咳喘证除主治肺脏外，还应注意调理其他相关脏腑的功能。

（3）注意使用禁忌。外感咳嗽、麻疹咳喘、痰浊壅滞等邪毒未尽的病证，忌用收敛性止咳平喘药，否则易致闭门留寇、邪毒内陷而变生他疾。

（二）茶饮药膳方选

三子养亲茶

【来源】《韩氏医通》

【原料】紫苏子、白芥子、莱菔子各3g。

【制法与用法】上物微炒，击碎，绢袋或纱布袋盛之，煮汤，代茶饮。

【适用人群】功能温肺利气、化痰消滞；适用于慢性支气管炎、支气管哮喘，证属寒痰停滞、肺失肃降所致的咳嗽气喘，痰多胸闷、食少脘痞，苔腻、脉滑等病证的治疗。

【组方诠解】本方由白芥子、苏子、莱菔子（即萝卜子）三子组成，白芥子为药材，苏子、莱菔子为药食两用物品，原为老人"气实痰盛"之证而设，故名"三子养亲茶"。原书三物无量、无固定比例，而"看何证多，则以所主者为君，余次之，但每剂不过三钱"，即咳喘明显者以降气行痰、止咳平喘的苏子为主；痰涎偏盛者以温化寒痰的白芥子为主；食滞者以消食导滞的莱菔子为主，三物合用顺气降逆、化痰消食，临床上适用于痰食停滞所致的咳嗽气喘证的治疗。由于上物皆属辛温之品，因此本方主要宜于寒痰咳喘证。原书服法是三物捣碎，以生绢袋盛之，煮成汤饮，代茶饮用；现代服法是三药捣碎，用纱布包裹或滤纸包装，沸水冲泡或煎汤代茶饮，但煎熬不宜过久。

【附方简介】本方附方有一：

生姜饴糖饮（《本草汇言》） 生姜10g，饴糖15g，加水三碗，煎煮至半碗，代茶温饮。由于此方由散寒化痰止咳的生姜与消痰止嗽的饴糖为主组成，因此其功效与上方基本相同。但无平喘作用，主治寒痰咳嗽证。

清热止嗽茶

【来源】《慈禧光绪方选议》

【原料】甘菊花、霜桑叶、炙枇杷叶各6g，酒黄芩3g，芦根、生地黄4.5g，陈皮3g，焦枳壳4.5g。

【制法与用法】上物除枇杷叶布包外，余者共为粗末，水煎代茶饮。

【适用人群】功能疏风清热、化痰止咳；运用于风热咳嗽或肺热咳嗽证，如发热、微恶风寒、咳嗽、咽痛、口干、咯吐黄痰、舌尖红苔薄微黄、脉浮数，或身热、咳嗽气粗、痰黄黏稠难咯、口渴、尿赤、便干、舌红苔黄腻、脉浮数的治疗或辅助治疗。

【组方诠解】本方所治风热咳嗽及肺热咳嗽，因风热犯肺、肺失清肃或痰热蕴肺、肺失宣降引起，故治宜疏散风热、清泄肺热、化痰止咳。方中菊花、桑叶甘凉轻清，疏散风热，而桑叶甘中带苦又能清肺热、止咳嗽，桑菊为临床常用的药对子，均属药食两用物品，主要适用于外感风热或肺热咳嗽的治疗。枇杷叶味苦微寒，《本草再新》说："清肺气，降肺火，止咳化痰"，主治咳嗽气喘、痰黄而稠、发热口渴、舌红脉数即肺热咳喘，类似于急性支气管炎、肺部感染的病证。黄芩、芦根清解肺热。风热日久不退、痰热化火，都有可能伤津损液，故以芦根、生地黄生津养阴，取"阳病治阴"之义。陈皮、枳壳理气化痰。以上配伍疏风清热、散解肺热之中兼以化痰止咳，所以适用于外感风热咳嗽、肺热咳嗽，像感冒、急性支气管炎、肺炎等的治疗或辅助治疗。

【附方简介】本方附方有一：

橘红竹沥茶（《养生治病茶疗方》） 亦称"橘红茶"。橘红1片，绿茶5g，竹沥汁20ml。前二味用沸水冲泡10分钟，再入竹沥汁代茶饮。此方有苦温燥湿化痰的橘红，但却以寒凉、清热痰、止咳嗽的绿茶、竹沥为主，所以全方仍以清热化痰止咳为主，主治痰热咳嗽。与上方比较，此方无疏散风热的作用。

【使用注意】本方菊花宜用黄菊花。

川贝莱菔茶

【来源】《长寿之道》

【原料】川贝母、莱菔子各15g。

【制法与用法】上两味共制粗末，水煎取汁，代茶饮用。

【适用人群】功能润肺化痰、止咳平喘；适用于肺炎、急性支气管炎、慢性支气管炎急性发作，证属燥痰为病或痰热为患所致的咳嗽、咳痰不爽、痰稠而黏，或咳嗽气急、痰稠色黄黏稠等病证的治疗。

【组方诠解】本方由川贝母、莱菔子二味组成。贝母有川贝母、浙贝母之分，二者均有清热、化痰、止咳之功，都可用于燥痰或痰热咳嗽的治疗，但川贝母性凉且甘，兼有润肺的作用，多用于燥痰咳嗽；浙贝母偏于苦寒，清热泻火作用较强，常用于风热或痰热咳嗽。现代研究证实，贝母有扩张支气管平滑肌、减少支气管分泌与抗菌消炎的作用。莱菔子祛痰、降气，从中分离出的芥子油，对链球菌、葡萄球菌及肺炎球菌等均有抑制作用。二者合用，共奏清热润肺、化痰止咳之功，适用于燥痰或痰热咳嗽的治疗。

【附方简介】本方附方有二：

1. 川贝蜜糖饮（《家庭食疗手册》） 川贝母6～12g，蜂蜜15～30g，加水少许，隔水炖30分钟。分次饮用。

2. 饴糖萝卜汁（《本草汇言》） 白萝卜汁300ml，饴糖15g，蒸化。趁热徐徐咽下。

此两方功用均同上方，但上方润肺作用较弱，化痰之力较强，方一和方二偏重于润肺，化痰作用稍稍不足。

橘皮饮

【来源】《北京卫生职工学院资料》

【原料】橘皮、老丝瓜、杏仁各10g。

【制法与用法】橘皮、丝瓜洗净，杏仁泡软去皮尖，加水煎煮20分钟，去渣取汁，加白糖少许调味，代茶饮服。

【适用人群】功能理脾和胃、燥湿化痰、止咳平喘；适用于慢性支气管炎所致痰湿咳喘证，如胸闷脘痞、咳嗽气喘、痰多黏稠、苔白腻、脉滑的治疗。

【组方诠解】咳嗽尤其是痰湿咳嗽与肺、胃（脾）关系密切，即《黄帝内经》咳嗽"聚于胃，关于肺"，后世"脾为生痰之源""肺为贮痰之器"之意。因此脾虚失运、痰湿内生、上干于肺、壅遏肺气就是痰湿咳喘的主要病机，治宜健脾燥湿、理气化痰。方中主药橘皮即橘子的果皮，亦称陈皮，味辛微苦，性质温热，具理脾和胃、燥湿化痰之功，是治疗痰湿咳嗽的首选药食，如《本草汇言》记载："盖味辛善散，故能开气；味苦善泄，故能行痰；其气于通达，故能……止咳，健胃和脾者也"，《中药学》指出橘皮"用于痰湿壅滞之胸膈满闷、气逆喘咳、痰多……等症"，现代研究其所含挥发油能刺激呼吸道黏膜，使分泌增多、痰液稀释，这有利于痰液的排出，川陈皮素能舒张支气管而有平喘的作用。丝瓜通达经络、无处不至却性质寒凉，故长于清热化痰，善治风痰湿热、留滞经络、痰喘咳嗽之证。由于本方是丝瓜与温热的橘皮、陈皮合用，因此全方寒热性质不明显而重在祛痰化痰。杏仁祛痰止咳、降气平喘。以上配伍，全方具有健脾燥湿、化痰止咳、降气平喘的功能，适用于痰湿咳喘证的治疗。

【附方简介】本方附方有二：

1. **橘皮茶**（《患者保健食谱》）　橘皮10g，切丝，放入茶杯，沸水冲泡，代茶频饮。

2. **橘红茶**（《百病饮食自疗》）　茯苓15g，橘红10g，生姜3片。上三味共煎取汁，代茶饮。

此两方功用基本同上方，方一仅有橘皮一味，味少力薄，故功力不足；方二的橘红与生姜为辛温之品，因此主治痰湿咳嗽而属寒痰证者。

百合消霾饮

【来源】《中国中医药报》

【原料】百合干25g（鲜品增倍），川贝3g（研粉），陈皮1块，银耳10g，梨子2只（约100g），冰糖或蜂蜜适量。

【制法与用法】梨子连皮切块，银耳温水洗净、泡发、撕碎；余者洗净（鲜百合瓣片后洗净）。除川贝粉外，其余全部放至砂锅内加水，如常法用小火炖1小时，去陈皮，加川贝粉、冰糖或蜂蜜化开即可。随意食用。

【适用人群】功能润肺清热、止咳化痰、消霾解毒。适用于雾霾天气、灰尘或烟尘刺激所致鼻子和咽喉不利、呼吸不畅、胸闷不舒、喉痒咳嗽等不适的调养。

【组方诠解】本方原名"润肺消霾汤""百合消霾羹"，为作者自拟习用方，刊录于《中国中医药报》《健康与生活》《甘肃药膳集锦》等报刊书籍。《神农本草经》说："百合，乃甘寒滑利之品……利大小便"，可通过直接通利二便排出有害物质，并可通过通利二便而加强肺的宣发功能进而促进肺排出有害物质。现代研究证明，百合有止咳、祛痰、平喘作用。川贝、陈皮化痰止咳。银耳、梨子润肺止咳。现代研究表明，银耳所含功能性多糖有一定黏附性，可一定程度吸附有害物质，加速其排出。大肠与肺为表里，肺排出灰尘或烟尘等毒素程度取决于大肠是否通畅，梨子既可润肺，又可通肠，可促进肺排出灰尘或烟尘。全方配合，有润肺消霾之功，宜于雾霾所致咽喉不利、喉痒咳嗽等不适的调养。

【使用注意】脾胃虚寒表现胃凉、腹痛以及大便稀软者慎用。

人参双花茶

【来源】《中医护理》

【原料】人参（党参亦可，用量增倍）5g，五味子、金银花各10g。

【制法与用法】上药加水共煎15～30分钟，去渣取汁代茶饮，若为人参，煎完后还需嚼食药渣。

【适用人群】功能益气养阴、清解肺热、宁嗽止咳；适用于气阴两虚、肺热未尽所致的咳嗽，如咳嗽久治不愈、干咳无痰或痰少而稀，长期低热不退，口干口渴，身倦乏力，盗汗或自汗，舌苔少、脉细数而弱的治疗。

【组方诠解】本方所治气阴两虚、肺热未尽的咳嗽，是因病人原本气阴不足，又复感外邪，正虚无力驱邪，邪气留恋不解；或外感六淫，邪热犯肺，疾病迁延或误治，致使正气损伤而引起。如支气管炎、肺炎、肺结核等病症就可见到这样的情况。病人有发热、咳嗽、咳痰，说明邪热未尽，但毕竟是余热，因此发热而伴体温不太高、咳嗽也不剧烈、咳痰可有可无；另外，亦可伴有身疲乏力、自汗不止、脉弱等气虚之证，兼见口干口渴、盗汗、苔少、脉细等阴虚的见证。治疗以益气养阴、清解肺热、宁嗽止咳为主。方中人参（或党参）大补元气，临床常用于肺肾两虚的咳喘气急或气阴两虚所致的身倦乏力、口渴、汗多等症。五味子味酸敛涩滋阴，既治肺虚咳喘，也疗自汗盗汗，同时还能养阴生津，如现代研究发现能抑制金黄色葡萄球菌、肺炎双球菌等病菌，有镇咳祛痰的作用，因此对咳嗽、咳痰等症无论虚证、实证均有治疗作用。金银花入肺经，清肺热，抗菌消炎之力较强，对肺炎双球菌、金黄色葡萄球菌、结核杆菌等均有较强的杀灭作用。方中人参、金银花为药食两用的物品，党参、五味子属可用于保健食品的物品，诸味合用，共奏益气养阴、清解肺热、宁嗽止咳之功，可用于气阴两虚、肺热未尽所致久咳不愈的治疗。

定嗽定喘饮

【来源】《医学衷中参西录》

【原料】山药50g，甘蔗汁30ml，石榴汁20ml，生鸡子黄4个。

【制法与用法】山药先以水煎成一大碗，再将两汁及生鸡子黄调入，分次温服。

【适用人群】功能补肺益肾、止咳平喘；适用于肺肾阴虚、久咳虚喘证如肺炎恢复期、喘息性支气管炎、支气管哮喘等病症的治疗。

【组方诠解】本方主治证属肺肾阴虚、阴虚肺燥、肺气上逆，辨证要点为干咳不止或咳嗽痰少，缠绵不愈，渐至咳喘并发，发时汗多倦怠，兼有口燥咽干、形体消瘦、腰膝酸软，舌红少苔、脉细数。治宜补肺益肾、止咳平喘。方中山药为药食两用物品，味甘微酸、性平，归脾、肺、肾经，既可补脾肺之气，又能益肺肾之阴，常用于肺虚久咳、虚劳痰嗽的治疗。甘蔗汁味甘性寒，能清热、生津、润燥，可用于肺燥咳嗽、咽干口渴的治疗；石榴汁味甘、酸涩，性平，既能生津，又能敛肺定喘定咳。生鸡子黄为血肉有情之品，能滋阴养血，在本方中起到补肺益肾、养阴生精的作用。上四味合用，共奏补肺益肾、收敛肺气、止咳平喘之功，主治肺肾阴虚、久咳虚喘而偏于肺阴不足的病证。

久喘桃肉茶

【来源】《家用良方》

【原料】胡桃肉30g，雨前茶15g，炼蜜适量。

【制法与用法】前二味研末，加炼蜜以沸水冲泡；或前二味加水共煎，沸

10～15分钟后，取汁加入炼蜜。不拘时温服，一日1剂。

【适用人群】功能补肾润肺平喘；适用于肺虚及肾、肾虚失摄的虚喘、久喘如肺炎恢复期、支气管哮喘等病症的治疗。

【组方诠解】本方所治虚喘、久喘乃咳嗽日久不愈、肺病及肾、肺肾两虚引起，因肺虚肃降无力，肾虚失于摄纳，故短气气喘、呼多吸少、动则益甚，正因为肺肾两虚，所以又兼见神怯、汗出、乏力、腰酸，或是潮热、盗汗等症状。治宜补肾润肺平喘。方中主药胡桃肉即核桃肉，有补肺益肾、敛肺摄纳的作用，是虚喘、久喘证常用的调补之品，在用法上有生嚼或熟食、煎汤以及作丸等多种用法。如《夷坚志》的"胡桃生姜方"，就是将胡桃、生姜一同细嚼慢咽；《海上集验方》中"胡桃粥方"，就是把胡桃肉与粳米一同煮粥服用。核桃味甘性温，偏于补阳助阳，但本方是核桃与性寒清热降肺的雨前茶即谷雨前采摘的茶叶、性凉润肺养阴的蜂蜜合用，所以全方即有肺肾双补、养阴润肺、平喘定喘的作用，适用于虚喘、久喘而肺肾双亏，以肾阳不足、肺之气阴两虚为特点病证的治疗或调补。

【附方简介】本方附方有二：

1. **桃肉五味饮**（《疾病的食疗与验方》） 核桃肉10g，五味子5g，蜂蜜适量。前二味加水慢火炖烂，取汁并兑入蜂蜜，代茶饮服。一日2剂。

2. **核桃生姜饮**（《营养专家推荐的宝宝常见病预防调理食谱》） 核桃仁3枚，生姜1片，加水煎煮取汁代茶饮。

此两方均以核桃为主药，方一基本同上方，但无清热之功，养阴生津、敛肺定喘作用大增，除用肺肾双亏虚喘、久喘的治疗外，也用于肾虚遗精、早泄的治疗；方二配用了温肺散寒、化痰止咳的生姜，故全方即有温肺补肾、止咳平喘的作用，主治阳虚寒痰偏盛所致的咳喘证。

（三）药酒药膳方选

寒凉咳嗽酒

【来源】《全国中成药处方集》

【原料】全紫苏120g，杏仁、桔梗、白前、枇杷叶各30g，白蔻仁15g，枳壳、半夏、茯苓各30g，陈皮60g，细辛、五味子各15g，干姜30g，桑白皮、全瓜蒌、浙贝母、百部各30g，粉甘草15g。

【制法与用法】以上各物入白酒5000ml内封泡10天，每次30～60ml，一日1剂。

【适用人群】功能辛温宣肺、止咳化痰；适用于寒痰咳嗽，如咳嗽气促、咳痰清稀色白量多、畏寒肢冷、口淡不渴，或兼见风寒表证、像发热恶寒、头身疼痛、无汗等的治疗。

【组方诠解】本方所治咳喘，是风寒之邪外束肌表、内郁肺气，或宿有痰湿、复感外邪、外寒引动内饮、致使肺气失宣引起。治宜祛风解表、温肺散寒、止咳化痰。方中主药全紫苏，简称全苏，即苏叶与苏梗。紫苏一身是宝，均属药食两用物品，苏叶能散，疏散风寒；苏梗能通，顺气宽中；苏子能降，下气定喘，正如《本草汇言》所言："紫苏，散寒气……宽中气……下结气，化痰气，乃治气之神药也。一物有三用焉：如伤风伤寒，头疼骨痛，恶寒发热……邪郁在表者，苏叶可以散邪而解表；气郁结而中满痞塞，胸膈不利……苏梗可以顺气而宽中；设或上气喘逆，苏子可以定喘而下气……"杏仁、桔梗、白前、枇杷叶宣肺降气止咳。陈皮、半夏、茯苓、枳壳、白蔻仁理气燥湿化痰。干姜、细辛、五味子温肺化饮，五味子味酸收敛，又可预防方中温散太过，耗伤肺气。桑白皮、浙贝母、百部清肺润燥化痰，对陈年老痰尤为适宜。粉甘草，乃甘草的别名，甘草健脾和中，可促进痰湿的排出，同时更有镇咳祛痰的作用，如现代研究证实，甘草次酸衍化物对豚鼠及猫的实验性咳嗽有明显的镇咳作用，其强度与可待因相似，甘草有祛痰作用，能促进咽喉及支气管的分泌，使痰液稀释，容易咳出，近代许多止咳、镇咳处方中都选用了甘草提取物。以上配伍，共奏辛温宣肺、止咳化痰之功；主治寒痰咳嗽或外寒内饮咳喘证，像慢性支气管炎急性发作、肺气肿感染等就可选用本药酒治疗或辅助治疗。

【附方简介】本方附方有一：

紫苏子酒（《医便》）　紫苏子90g，炒香研细，与白酒1000ml同置容器中浸泡10天即可。早、中、晚各饮1次，每次15～30ml。此方功能基本同上方，却无解表的作用，适用于寒痰咳喘，如急慢性支气管炎、哮喘性支气管炎的治疗。

萝卜杏仁露（醴）

【来源】《常见慢性病食物疗养法》

【原料】白萝卜300g，海浮石20g，川贝母5g，甜杏仁15g。

【制法与用法】萝卜洗净、切丁，余者洗净、打碎，加黄酒适量浸润，与萝卜丁同倒入碗内、加入蜂蜜4汤匙，大火隔水炖2小时，晾凉后，纱布过滤，绞取汤汁，将汤汁再蒸半小时，冷却，装瓶待用。用时早晚各1次，每次1汤匙，开水送饮。

【适用人群】功能清热化痰、宣肺止咳；适用于肺炎、急性支气管炎、慢性支气管炎急性发作，证属痰热咳嗽，如咳嗽、痰黄黏稠难咳，伴身热胸闷、口干口渴或大便秘结，苔黄腻或黄白相兼、脉滑数的治疗。

【组方诠解】本方主治证属痰热咳嗽，治宜清热化痰、宣肺止咳。方中主药萝卜味辛甘，性寒凉，寒凉则清热，辛能散，具理气之功而生食升气、熟食降气，故萝卜在本方即有清热降气止咳的作用。如《神农本草经疏》指出："化痰消导，去邪热气，治……肺热痰嗽"。海浮石咸寒，具清热化痰止咳之功，尤其能化老痰，故对痰热为病之痰黏难咳者有特效；川贝母润肺化痰止咳，为治疗热痰、燥痰的必备之品，上两药共为辅药。甜杏仁、蜂蜜均属药食两用物品，润肺止咳，兼能通导大肠，取"利大便即所以降肺气"之义，此两味是佐使之药。诸味合用，具清热化痰、宣肺止咳，兼以润肠通便之功，适用于痰热咳嗽而兼有大便秘结证的治疗。

橘红酒

【来源】《饮食辨录》

【原料】橘红30～50g。

【制法与用法】上物洗净，切成碎小块，装纱布袋内，放入500ml白酒中，封口，浸泡1周。每晚临睡前饮1小盅。

【适用人群】功能燥湿化痰、行气健脾；适用于慢性支气管炎所致痰湿咳嗽，如咳嗽痰多、痰白黏稠、胸闷腹胀、苔白腻、脉濡滑等的治疗。

【组方诠解】本方所治病证，属痰湿为患，上干肺窍，壅塞气机，影响气机出入而引起的咳嗽。治宜燥湿化痰、行气健脾，使湿去痰消、气机通畅、脾得健运，则诸症将随之而解。本方仅橘红一味，橘红乃橘成熟果实的最外层果皮或柚类果实的外层果皮，因其色红，故称橘红。橘红性味、功用基本同橘皮，两者均属药食两用物品，但橘红燥湿化痰之力较强，特别适宜于痰湿为病，而行气健脾之力稍弱，因本方为酒剂，酒性行散，故弥补了橘红此种不足。全方共奏燥湿化痰、行气健脾之功，主治痰湿咳嗽。

绿豆酒

【来源】《寿世青编》

【原料】绿豆30g，玄参、沙参、麦冬、天冬各22.5g，天花粉22.5g，山药30g，当归18g，白芍22.5g，川牛膝22.5g，栀子、黄柏各22.5g，甘草4.5g。

【制法与用法】以上各物粉碎，用绢袋盛好，以白酒2500ml浸泡数日后兑入蜂蜜。一日饮2次，每次15～20ml。

【适用人群】功能养阴润肺、宁嗽止咳；适用于肺炎、急性支气管炎、慢性支气管炎急性发作后期，肺阴损伤所致的咳嗽，如干咳无痰或痰少不爽，口舌干燥，身热虚烦，舌红少苔、脉细数等的治疗。

【组方诠解】本方所治病证属阴虚肺燥咳嗽，治宜养阴润肺、宁嗽止咳。方中主药绿豆甘凉，明代医药学家倪朱谟《本草汇言》说：味甘，故能"润燥热"，清代医学家罗国纲《罗氏会约医镜》载：性凉，又可"清火清痰"，所以在方中是主药，方名亦称"绿豆酒"。玄参、沙参、麦冬、天冬及天花粉、山药滋阴养肺、生津润燥，当归、白芍补养阴血，川牛膝活血理血，还能引热下行，以上皆为阴分、血分药物，属治本之道，故为辅药。栀子、黄柏清热泻火，并能抗衡酒之温燥，栀子又可导热自小便而出，上两药为佐药。蜂蜜、甘草均为药食两用物品，润肺、调中、解毒，并可矫味，是为使药。全方合用，即有滋阴润肺、降火解毒、宁嗽止咳的作用，适用于热病后期、余热未尽、肺阴受损、阴虚肺燥所致咳嗽病证的治疗。

【使用注意】本方虽属寒凉，而酒性大热，故有咯血、衄血等出血证者应慎用。

参蛤虫草酒

【来源】《中国药膳》

【原料】人参、冬虫夏草、核桃仁各30g，蛤蚧（去头足）一对。

【制法与用法】上物置陶瓷或玻璃容器中，加酒2000ml密封浸泡3周，滤取上清液待用，药渣可再加适量白酒浸泡一次再用。用时早晚各空腹饮服10～20ml。

【适用人群】功能补肺益肾、益精助阳、纳气平喘；适用于哮证、喘证而属肺肾两虚型者，如咳嗽短气、自汗畏风，动则气促、腰膝酸软、眩晕耳鸣、盗汗遗精、手足心热或阳痿早泄、畏寒肢冷，舌淡脉弱等的治疗或调补。

【组方诠解】本方所治病证，是因"肺为气之主""肾为气之根"之故，而哮病、喘证久病不愈，必伤及肾，因此临床就既有咳嗽短气、自汗畏风等肺气不足的症状，又有动则气促、腰膝酸软、眩晕耳鸣等肾虚失摄及肾虚失充的表现，其中盗汗遗精、手足心热属肾阴不足、阴虚生内热，阳痿早泄、畏寒肢冷属肾阳不足、阳虚生外寒。治疗应以补肺益肾、益精助阳、纳气平喘为治则。方中人参补肺益气。冬虫夏草与人参还有鹿茸并称中国补品"三宝"，具平补阴阳之功，既可治疗盗汗遗精、手足心热等肾阴虚证，也可治疗阳痿早泄、畏寒肢冷等肾阳虚证。另外，冬虫夏草也有止咳平喘的作用。由于冬虫夏草补肺益肾、止咳平喘兼而有之，因此《现代实用中药》就说：冬虫夏草"适用于……年老体弱之慢性咳嗽气喘"。核桃仁甘温，补肾温肺定喘，既可治疗肺肾两虚的咳喘，又可治疗肾虚阳痿遗精、腰酸足痿。蛤蚧补肺滋肾、止咳平喘。上物合用，共奏补肺益肾、益精助阳、纳气平喘之功，临床可用于支气管哮喘、慢性支气管炎缓解期等病症而属肺肾两虚证的治疗或调补。

【附方简介】本方附方有一：

红颜酒（《万病回春》）　亦称"不老酒"。胡桃肉120g，红枣120g，酥油70g，蜂蜜100g，杏仁30g。先把蜂蜜、酥油化开，加入1000ml白酒中，然后将捣碎的胡桃肉、红枣及去皮尖、煮过的杏仁入酒内浸泡，1周后开启。用时早晚2次各空腹饮2～3盅。此方功用基本同上方，但补益之力稍弱，而润肺止咳、润肠通便作用较强；临床除用于哮病、喘证而辨证属肺肾两虚证之外，也可用于阴虚津亏型的大便秘结。另外，此方由于所用材料价廉易得，有补肾健脾益肺、温阳益气润燥的功效，用之可使老年人鹤发童颜、长生不老，故称"红颜酒""不老酒"，很受人们的欢迎。

十四、消导化积类茶饮与药酒药膳方

（一）概述

1. **概念**　消导化积类药膳，即指具有开胃健脾、消积化滞作用的茶饮、药酒等药膳。

2.**适应证**　适用于伤食、食积证的治疗；而无病者服之也能促进消化，防止伤食、食积证的发生。

3.**应用**　伤食、食积证多因饮食不节，或过食肥甘厚味，或生冷壅滞之品，致使脾胃消化功能受阻，脾胃不能腐熟、运化水谷，引起食积中焦；或者原本脾胃虚弱，消化功能不足，致使饮食停滞而为食积。由于本类方剂的治疗目的在于消除留滞胃脘的有形食积，以恢复脾胃的生理功能，因此消导化积类药膳即是根据《素问·至真要大论》"留者攻之""结者散之"等原则立法，属于中医治病八法中的"消法"。本类方剂一方面能增强脾胃功能，即加强胃肠运动、促进消化腺体分泌；另一方面又通过方中药材、食物所含消化酶直接作用于食物分解，以帮助消化。所以可消除或改善伤食、食积证所致的胸脘痞闷、腹胀腹痛、嗳腐吞酸、食欲不振、恶心呕吐、大便失调等症状或不适。

4.**常用药材与食品**　消导化积类药膳以麦芽、山楂、神曲、萝卜等药材、食品最为常用，并常配伍米、面等营养丰富的食品，或猪肚、羊肚、鸡肫、鸭肫等，以收健脾益胃或"以脏补脏"之效。

5.**应用注意事项**

（1）注意使用禁忌：脾胃气虚脘腹胀痛、饮食不下而无饮食积滞者，不宜用本类方剂，否则，反会削伐人体正气。

（2）注意因势利导：暴饮暴食不久，宿食尚未入肠者，应因势利导，用涌吐之法，使之即时吐出，可迅速消除病邪，防止疾病传变；积重日久不愈者，又应辅以缓下之品，导滞外出。

（3）必需因证配伍：应用本类方剂，还应因证配伍，如食滞则气滞不行，宜配伍橘皮、金橘等理气之品；食滞日久则郁而化热，宜配伍竹叶、连翘、甘草、蒲公英等清热之品；兼寒者，宜配伍红糖、干姜、肉桂等温中散寒之品；兼痰夹湿者，宜配伍陈皮、半夏等化痰祛湿之品。

（二）茶饮药膳方选

山楂麦芽茶

【来源】《中国中医药报》

【原料】山楂（生山楂、炒山楂均可）、生麦芽各10g，红糖适量。

【制法与用法】山楂洗净、切片，与麦芽同置保温杯中，倒入开水，加盖，泡焖20分钟，代茶饮用。饮用时可加入适量红糖。

【适用人群】功能消食化滞；适用于伤食、食积证或大病初愈、食欲不振的病证，如脘腹胀闷、嗳腐吞酸、恶食厌食、或吐或泻，或大病初愈纳差、腹胀等的治疗。

【组方诠解】本方为作者自拟习用方。方中山楂、麦芽及药材神曲一般合称"三仙"，均属消食化滞的常用物品，既是食品，又是药材。山楂因含解脂酶，口服可促进胃酸的分泌，故以消乳食、肉食最为适宜，现在也用于降脂减肥。生麦芽因含淀粉酶，同时其煎剂对胃酸及胃蛋白酶的分泌有促进作用，故有消食的作用，主要用于米面、薯类积滞。神曲为酵母制剂，所含成分有促进糖化过程的作用，也含有B族维生素，因此有促进消化的作用。本方由山楂、炒麦芽二味冲泡，加红糖，代茶饮。红糖性温，有温胃散寒、促进胃肠蠕动的作用，同时可矫味，与山楂一起，使本方成为酸甜可口的饮料。全方有消食化滞的作用，适用于老年人、儿童饮食过量或急慢性胃炎、急慢性肠炎、功能性消化不良所致病证的调治。

【附方简介】本方附方有一：

谷芽露（《中国医学大辞典》）　谷芽1000g，加水先浸2小时，然后加入蒸馏器内蒸2次，收集蒸馏液随意饮用。此方功能同上方，主要适用于病后胃气未复纳差腹胀、消化不良等不适的调治。

甘露茶

【来源】《古今医方集成》

【原料】炒山楂24g，炒谷芽30g，麸炒六神曲45g，炒枳壳、姜炙川朴、乌药各24g，橘皮120g，陈茶叶90g。

【制法与用法】上物干燥，共制粗末，和匀过筛，分袋包装，每袋9g。每日1～2次，每次1袋，开水冲泡，代茶温饮。

【适用人群】功能健脾消食、理气导滞；适用于伤食、食积气滞证，如脘腹饱胀疼痛，嗳气、矢气后胀痛减轻或缓解，纳呆厌食等的治疗。

【组方诠解】饮食停积、实邪停留，最易导致气机阻滞、逆乱，故消导化积法常需配伍理气之品，而胃气以降为顺，因此临床又以降气之药食用之较多。本方健胃消食、理气导滞，主治伤食、食积气滞证，临床以脘腹饱胀疼痛、纳呆厌食、嗳气呕吐为应用要点。方中山楂、谷芽（亦可用麦芽）、神曲即"三仙",为健脾开胃消食的著名配伍。枳壳、厚朴、乌药辛散温通、消胀止痛,橘皮既行气健胃,又降气理气,如《名医别录》记载:"主脾不消谷,气冲胸中,吐逆霍乱……",临床单用橘皮一味就可治伤食、食积气滞证,食后即觉胃脘饱胀减轻或缓解、嗳气矢气频作、上下通气,疗效是肯定的。陈茶叶既消食,又降气,亦能清食火。诸味合用,共奏健脾消食、消胀止痛、清解食火之功,主治胃肠功能紊乱、胃肠神经官能症等病症所致伤食、食积气滞证。

【附方简介】本方附方有三:

1. **槟榔茶**(《北京卫生职工学院资料》) 槟榔10g打碎,与莱菔子10g,橘皮1块水煎取汁,加白糖少许,代茶饮用。此方功同上方,但健胃消食之力稍显不足。方中槟榔苦温,苦能降气,温能散气,临床既可治疗积滞证,又可预防食积、食滞证,如南方人就有嚼食槟榔,或小儿腕带槟榔片、吸吮槟榔片预防食积、食滞的习俗。莱菔子行气消食,主消面食。所以此方亦治伤食、食积气滞证。

2. **青皮麦芽茶**(《国医疗法——茶治百病》) 青皮10g,生麦芽30g。上二味水煎取汁,代茶饮。

3. **山楂橘皮茶**(《养生必喝的健康茶饮》) 山楂20g,橘皮5g。山楂炒黄,橘皮切丝,二味共置茶杯内,沸水冲泡,当茶饮。

此两方功用均同上方,但效力较弱,相比较而言,方二主消面食,方三主消肉食。

六和茶

【来源】《全国中成药处方集》

【原料】党参30g,苍术45g,甘草15g,白扁豆60g,砂仁15g,藿香45g,厚朴30g,木瓜45g,制半夏、赤苓各60g,杏仁45g,茶叶120g。

【制法与用法】上物共为粗末,每次9g,沸水冲泡,或加生姜3片,大枣5枚煎汤,代茶饮。

【适用人群】功能健脾益胃、理气开郁、利湿化痰;适用于慢性胃肠炎、功能性消化不良,证属脾胃虚弱、饮食痰湿积滞的病证,如脘腹胀满、食欲不振、恶心呕吐、大便溏泻、面色不华、形体消瘦、倦怠乏力,舌淡胖嫩、苔白腻或水滑,脉缓弱或滑的治疗。

【组方诠解】脾胃位居中焦，一脏一腑、一升一降、阴阳相合、燥湿相济、共同完成饮食的受纳、消化与吸收，能把饮食水谷化生为精微物质，脾主运化升清，既主运化水谷，又主运化水湿，胃主受纳降浊。因此脾胃一虚，气机升降逆乱，一方面可使饮食痰湿积滞而为伤食食积等病证；另一方面又可导致气血化生不足而为气血虚损等病证。对此脾胃虚弱、饮食痰湿积滞的病证，治宜健脾益胃、理气开郁、利湿化痰。方中党参、苍术与甘草、白扁豆均属可用于保健食品的物品和药食两用的物品，健脾益胃补中，白扁豆尚能和中化湿，可治脾虚呕吐、食少泄泻。砂仁、藿香、木瓜、厚朴，厚朴为可用于保健食品的物品，余者属药食两用的物品，理气开郁醒脾，砂仁行气和胃，能缓解胃肠胀气、减轻脘腹疼痛，调中醒脾，可健胃开胃、增进食欲；藿香行气和中，其挥发油能促进胃液分泌，抑制胃肠过激蠕动，故有健胃止吐、解痉、防腐之功。制半夏与赤苓、杏仁、茶叶，制半夏属药材，其余皆为药食两用的物品或食材，利湿化痰祛邪，赤苓为茯苓生长较差者，因切开后菌核色暗红，故名赤茯苓，其功同茯苓，但作用较弱，一般不入补益剂，多用于利湿泄热剂中；茶叶味苦甘，性稍凉，功能消食、化痰、除湿、清热。另外，因本方所治病证为饮食、痰湿实邪积滞，而实邪阻滞，易致气机阻滞，气滞日久又易化热，故本方除有祛邪、理气的药物之外，同时还有像赤苓、茶叶等清解邪热之品。诸味配用，即奏和脾、益胃、理气、开郁、利湿、化痰六效于一方，对上述诸证均有良效，故名"六和茶"。临床可用于脾胃虚弱、饮食痰湿积滞证的治疗。

小儿七星茶

【来源】《家庭医生》

【原料】薏苡仁15g，甘草4g，山楂10g，麦芽15g，淡竹叶10g，钩藤10g，蝉蜕4g（一方无甘草而易灯心花3～5个）。

【制法与用法】上物共为粗末，水煎代茶饮。

【适用人群】功能健脾益胃、消食导滞、安神定志；适用于小儿功能性消化不良或营养不良，证属脾虚伤食证或疳积证，如纳差、腹胀、吐奶或呕吐、大便稀溏，或面黄肌瘦、厌食恶食、大便时干时稀、多汗易惊、睡卧不安、手足心热等的治疗。

【组方诠解】小儿脏腑娇嫩，脾常不足，加之乳食不知自节，故极易发生乳食积滞，日久又可导致营养不良而发生疳积。伤食或疳积往往易于化生食火，食火形成后又易于扰动心神。因此本方主治病证既有伤食、疳积所致脾升胃降气机逆乱的表现，又有化热与心神被扰的症状。治宜健脾益胃、消食导滞、安神定志。方中除钩藤、蝉蜕、灯心花属药材，余者皆为药食两用物品，薏苡仁、甘草健脾益胃补中，山楂、麦芽消食导滞开胃，竹叶清解食火，钩藤、蝉蜕宁神镇惊定志，如《本草正义》指出："钩藤……气本轻清而性甘寒，最合于幼儿稚阴未充、稚阳易旺之体质……能泄火而能定风"，《药性论》也说："主小儿惊啼，瘈疭热壅"，《本草正义》则谓："蝉蜕，主小儿惊痫。盖幼科惊痫，内热为多……治以寒凉，降其气火，使不上冲……"。灯心花清心火、利小便，治心烦不寐、小儿夜啼。诸味合用，共奏健脾益胃、消食导滞、安神定志之功。因本方由七味药物组成，主要用于小儿疾病，同时剂型为代茶饮，故方名即为"小儿七星茶"。该方原是广东特别是广州地区家喻户晓的婴幼儿医疗保健药茶，由于疗效确实，群众乐于接受，因此目前已有冲剂问世，使众多的婴幼儿受益。广东省名老中医梁剑波教授认为："七星茶具备平肝、补脾、泻心的立法处方（原则）。它对于解决小儿的风、火、热、滞，配合谨严……对治疗小儿因肠胃消化不良、食滞吐奶、烦躁咬牙、易啼易怒、小便短赤以及不明原因的发热等病证，煎服一二剂，无副作用而效果优良，诚为良方……家有小孩，每星期煎服一次，还可有防病之效。"

神曲丁香茶

【来源】《简易中医疗法》

【原料】神曲15g，丁香1.5g。

【制法与用法】上两物放入茶杯中，沸水冲泡代茶饮。

【适用人群】功能温中健胃、消食导滞；适用于慢性胃肠炎、功能性消化不良，证属胃寒食滞而纳呆、胃脘饱胀、呕吐呃逆等的治疗。

【组方诠解】神曲为辣蓼、苍耳、杏仁、青蒿、赤小豆等药食加入面粉或麸皮共六味混合后，经发酵而成的曲剂，又名六神曲。其甘辛而温，入脾胃二经，具健脾和胃、消食调中之功，正如《神农本草经疏》所言："其气味甘温，性专消导，行脾胃滞气，散脏腑风冷"，因此神曲尤宜于胃寒食滞的治疗。《医林纂要探源》指出：丁香"暖胃，去中寒"，现代研究证实，能排除肠内积气、促进胃肠蠕动与胃液分泌，从而有健胃开胃、消胀止痛的作用，所以可缓解脘腹胀痛，增强消化功能，减轻恶心呕吐。二者合用，共奏温中散寒、健胃消食的作用，主治胃寒食滞证。

【附方简介】本方附方有一：

焦饭茶（《食疗药物》） 焦饭（即锅巴）适量。日常煮饭时，将饭多焖一些时间，所得的锅巴即厚而焦黄，用时可洒一些盐水、生食用油，再加上香菜、葱姜丝，把锅巴再煸炒一下，然后注入开水，沸腾15分钟即成。一日1剂，候温服用。此方功用同上方，清香可口，老少咸宜。

（三）药酒药膳方选

神仙药酒丸

【来源】《清太医院配方》

【原料】檀香6g，木香9g，丁香6g，砂仁15g，茜草60g，红曲30g。

【制法与用法】上物共研细末，炼蜜为丸（每丸约9g重），每丸可泡白酒500ml，适量饮用。

【适用人群】功能开胃健脾、顺气消食、快膈宽胸；适用于胃肠功能紊乱、胃肠神经官能症等病症所致食积气滞证，如脘腹胸膈饱胀不舒、纳呆腹胀、嗳气频作等症状或不适的治疗或调治。

【组方诠解】本方所治病证，属饮食积滞、食停气滞，治宜开胃健脾、顺气消食、快膈宽胸，积滞一消，气滞得行，胸膈脘腹饱胀即会消失。方中檀香、木香顺气导滞；丁香温中散寒；砂仁开胃健脾；茜草、红曲通经活血，有"气病治血"之义，而茜草性寒，又可防诸药温燥太过伤阴，红曲属食材，既是着色剂，《本草衍义补遗》谓其又有"消食、健脾暖胃"的作用。诸味炼蜜为丸，用时以酒泡之，方便快捷，开胃消食、顺气导滞，对各种食积气滞证均有效。该药酒制成后，气味芬芳，其色由白转红，饮后胸膈脘腹饱胀即刻消失，其乐融融，悠哉悠哉，故有"神仙"之美誉。

状元红酒

【来源】《全国中成药处方集》

【原料】麦芽、白蔻仁、厚朴各6g，藿香9g，陈皮15g，砂仁30g，丁香6g，木香3g，枳壳6g，青皮15g，栀子6g，当归15g，红曲30g。

【制法与用法】上物纳入布袋内，浸于15 000ml白酒中，用小火煮30分钟，再加入冰糖1000g，放凉备用。服用时，每次饮1～2盅，早晚各一次。

【适用人群】功能疏肝理气、醒脾开胃、消食化滞；适用于胃肠功能紊乱、胃肠神经官能症等病症，证属肝胃失和而饮食停滞的病证，如脘胁胀闷疼痛、纳食不下、嗳气呃逆、大便干湿不调、口黏口腻、烦躁抑郁、舌苔腻、脉弦滑等的治疗。

【组方诠解】本方所治病证，乃肝郁气滞、肝强乘胃、肝胃失和，由此所致的饮食停滞的病证。治宜疏肝理气、醒脾开胃、消食化滞。方中麦芽、白蔻仁、厚朴、藿香、陈皮、砂仁行气开胃、消食化滞；丁香温中散寒祛湿；木香、枳壳行气除痞、消胀止痛；青皮疏肝破气解郁；栀子清热利湿，并使该方不至过于温热；当归补养阴血，可防温燥之品太过，易于损伤阴血的弊端。上药共奏疏肝理气、醒脾开胃、消食化滞之功，临床多用于肝胃失和而饮食停滞的病证，无脘胁胀闷疼痛等症状者服之也有醒脾开胃、增进食欲的作用。

【使用注意】因本方行气、破气、导滞，易动胎气，故孕妇忌服。另外，方中温燥之品较多，极易损伤阴血，临床多用于气滞为病而偏寒的病证，所以阴虚津亏者也不宜服用。

厚朴将军酒

【来源】《备急千金要方》《外台秘要》

【原料】厚朴100g，大黄70g。

【制法与用法】上两味切碎，用酒1000ml，煮取500ml，随量饮用。

【适用人群】功能消食导滞、行气通便；适用于积食日久形成的宿食积块，如胸腹满闷、饱胀疼痛、食后尤甚，或于脘部可触及包块，食入不下，吐之不出，大便秘结不通，舌苔厚腻或黄腻，脉滑或滑数等的治疗。

【组方诠解】本方所治病证，乃饮食特别是肉食积滞日久，积食停滞于胸膈脘腹不化，吐之不出，由此形成的宿食积块。治宜消食导滞、行气通便。方中厚朴温中行气降逆，可用于多种原因所致的胸腹饱胀、嗳腐吞酸、纳食不下、大便秘结或臭秽等症的治疗。将军即大黄，通便导滞泻热，如《神农本草经》记载："荡涤肠胃，推陈致新，通利水谷，调中化食，安和五脏"，临床可用于积食重症、食积团块而大便秘结不通的治疗。西方人喜食牛羊肉及乳酪，而其经常饮用的餐后酒即为"大黄酒"，饮后胃脘舒适、行气通便，这对其保证良好的食欲与恒定的体重是非常有益的。现代研究证实，大黄有促进胆汁及胰消化液分泌的作用，这就为大黄消食健胃、特别是消肉食的作用找到了科学依据。二者合用消食导滞、行气通便，主治胃肠功能紊乱，证属积食日久，尤其是肉食积滞形成的宿食积块。

红茅药酒

【来源】《全国中成药处方集》

【原料】公丁香、高良姜、桂枝各6g，肉桂20g，草豆蔻、肉豆蔻各6g，砂仁10g，陈皮20g，木香、檀香各2g，沉香4g，零陵香6g，佛手10g，山药6g，枸杞子10g，当归20g，红曲162g。

【制法与用法】上物装入布袋，浸入烧酒5200ml中，煮数沸再兑入蜂蜜1560g，冰糖4162g，溶化即成。随量烫热饮用。

【适用人群】功能散寒除湿、开胃醒脾、消食导滞；适用于慢性胃肠炎、功能性消化不良所致寒湿中阻、饮食积滞的病证，如脘腹胀闷、不思饮食、口黏口甜、大便不调，头晕、身重、乏力，舌淡胖、苔腻或水滑，脉濡缓或滑等的治疗。

【组方诠解】本方在制作过程中，由于含有糖的成分，因此应属醴剂，方名应称"红茅醴"。方中丁香、高良姜、肉桂与桂枝温中散寒；砂仁、草豆蔻、肉豆蔻、陈皮理气化湿、开胃醒脾；木香、沉香、檀香、零陵香及佛手疏理气机、调和肠胃；山药健脾益气、滋养脾阴，枸杞子、当归养阴补血，此三物于大队温燥当中，有防止温燥伤阴的作用。红曲是常用的食用天然红色素，其鲜红明亮，惹人喜爱，入药还有健胃消食与活血的作用。诸味合用，共奏散寒除湿、开胃醒脾、消食导滞之功，主治寒湿中阻、饮食积滞的病证。

【附方简介】本方附方有一：

西洋药酒（《冯氏锦囊秘录》）高良姜、公丁香、甜肉桂、红豆蔻、草豆蔻、肉豆蔻各1.5g。以上各物，研粉备用。先取白糖120g，加水1碗，入锅内煎化，再入鸡蛋清2个，煎十余沸，加入烧酒500ml，离火置稳便处，将事先研好的药粉入锅内打匀，以明火点着烧酒片刻，盖锅盖，停火，用纱布滤去渣，入瓷瓶内用冷水冰去火气。用时随量饮服。此方功用均同上方。

下篇 药膳学概况介绍

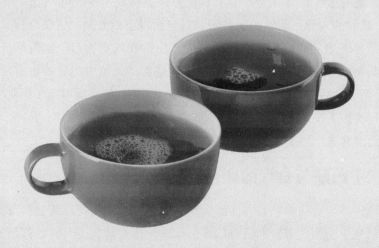

中国的药膳源远流长，是古代医学家、营养学家、烹调学家给后人留下的一笔宝贵财富。而今，全社会民众普遍要求健康长寿，国家也将包括药膳等中医药服务在内的健康服务业提升到了国家战略发展的重要地位，预示着包括药膳在内的中医文化将得到国内外的普遍认同与热捧，中医、药膳健康服务将为提高人类的健康水平与生活质量做出更大的贡献。

以下概要介绍"药膳的概念内涵""药膳的常见分类""药膳的基本特点"及"药膳的实际应用"与"药膳的注意事项"等药膳学的基本情况。

一、药膳的概念内涵

（一）药膳的概念及其内涵

1. **药膳的概念**　谭兴贵教授《新世纪全国高等中医药院校教材·中医药膳学》定义的药膳，科学、规范、全面，尤其提出药膳是"具有独特色、香、味、形、效的膳食品"，有创新性，言简意赅，得到业界认同。

2. **药膳的内涵**　药膳的概念内涵宜包括以下四方面：一是药膳必须在中医理论指导下组方和应用；二是其构成是由食物或食物与药物两部分配伍组成，而药物必须是原卫生部《按照传统既是食品又是中药材的物质目录》和《可用于保健食品的物品名单》规定的品种；三是其制法既可是传统制作工艺，亦可是现代加工技术；四是其属特殊膳食，特殊是言其有保健、预防、治疗等功效，而因其毕竟是膳食，故一定美味可口，色香味形俱佳。

（二）药膳与食疗的同与异

药膳，即含有药物，具有保健、预防、治疗作用的特殊膳食。"药膳"的名称最早见于南朝刘宋时期范晔的《后汉书·烈女传》，但历代提及较少，近代才有所提及而被人们熟知。

食疗，是指以膳食作为手段，通过膳食来防病治病，其中以膳食防病称"食养"，以膳食来治病谓"食治""食疗"。春秋战国时期的《黄帝内经》与东汉时期张仲景的《伤寒杂病论》中即有"食疗"的提法与运用，但对后世影响最大的是唐代孙思邈的《备急千金要方》，历代提及较多。

1. 药膳与食疗的相同点 药膳与食疗，多数情况下两者可以互相替代，或称"药膳食疗"。

2. 药膳与食疗的不同点 药膳与食疗不同点有三个：一是称呼习惯，药膳是近代的叫法；食疗是传统的称呼。二是内涵范围，药膳的内涵较小，由药物与食物两部分组成；食疗的内涵较大，包括药膳在内的所有膳食，即食疗既可单独由食物制成，又可以食物为基础，加上适当的药物制成。三是表达意义，药膳表达的是膳食的形态概念；食疗表达的是膳食的功能概念。由于历代中医典籍食疗所涉及的膳食主要是药膳，即药膳的学术范畴基本涵盖了古代食疗的全部内容，因此目前一般称"药膳"或称"药膳食疗"。

二、药膳的常见分类

药膳可按药膳功效作用和药膳制作方法分类。

（一）按功效作用分类

按功效作用分类，一般可分成保健类药膳、预防类药膳与治疗类药膳三类：

1. 保健类药膳 主要适用于无病但体质虚弱之人，或是为了某种特殊目的的健康人服用。常可分以下五种：

强身药膳：适用于体质素虚或病后体虚之人服用。如补气的"人参粳米粥"（《常见病食疗食补大全》）、补血的"红杞田七鸡"（《中国药膳大全》）、滋阴的"枸杞肉丝"（民间验方）、助阳的"附片羊肉汤"（《三因极一病证方论》），以及调补气血的"八宝饭"（民间验方）、调补气血阴阳的"十全大补汤"（《良药佳馐》）等。

健美药膳：既有适用于肥胖者的减肥、"轻身"药膳，亦有适用于瘦弱者的增肥、"肥人""肥健人"药膳。前者如"豆蔻馒头"（成都同仁堂滋补餐厅方）、"茯苓包子"（《儒门事亲》）、"赤豆鲤鱼汤"（《卫生简易方》）及"荷叶减肥茶"（《华夏药膳保健顾问》）、"三花减肥茶"（《中成药研究》）等。后

者像 "健胃益气糕"（《华夏药膳保健顾问》）、"服食大豆肥健方"（《延年秘录》）、"淮药肉麻元"（成都惠安堂滋补餐厅方）与 "山药汤圆"（《刘长春经验方》）等。

益寿药膳：即延年益寿药膳。如 "琼玉膏"（《瑞竹堂经验方》）、"七宝美髯膏"（《邵应节方》）、"首乌延寿膏"（《世补斋医书》）、"长生固本酒"（《寿世保元》）和 "补虚正气粥"（《圣济总录》）等。

增智药膳：即增强思维与记忆力、"益智" "强记" "强志" 的药膳，适用于儿童弱智、老年性痴呆尤其是中青年记忆衰退的调治。如 "金髓膏"（《寿亲养老》）、"玫瑰花烤羊心"（《饮膳正要》）、"冰糖炖莲子"（《中国特产报告》）与 "山药乌鱼卷"（《食补与食疗》）等。

美容药膳：包括美容颜、健肌肤与乌发、生发、润发和健齿、洁齿、固齿等药膳。如 "笋烧海参"（《食补与食疗》）、"珍珠拌平菇"（《家庭中医食疗法》）即有美容颜、健肌肤的功效；"乌发蜜膏"（《滋补保健药膳食谱》）、"花生米大枣炖猪蹄"（《中华临床药膳食疗学》）则有乌发、生发、润发的作用。

2. 预防类药膳 主要用于预防疾病、治疗 "未病" 与调理 "亚健康" 状态。常可分以下两种：

培养正气药膳：即培养正气，提高机体的抗病能力，如 "黄芪蒸鸡"（《随园食单》）具有益气补虚、强卫固表的作用，可用于气虚卫弱之人预防外感疾病。

趋避邪气药膳：即趋避邪气，减少外在病邪的侵犯，像 "马齿苋粥"（《食疗本草》）具有清热利湿、杀菌止痢的功效，可用于细菌痢疾的预防。

3. 治疗类药膳 主要用于慢性病的治疗或辅助治疗。常可分以下十三种：

解表散邪类药膳：指具有发汗、解肌、透疹作用，用于治疗表证或痘疹的药膳。如 "葱姜汤"（《中国药膳学》）有辛温解表、散寒止痛的作用，可用于风寒感冒轻症的治疗。

泻下通便类药膳：指具有泻下通便作用，用于治疗便秘等症的药膳。如 "二仁通幽茶（饮）"（《叶氏医案》）有活血化瘀通便的作用，可用于血瘀便秘的治疗。

清热解毒类药膳：指具有清热解毒作用，用于治疗里热证的药膳。如 "西瓜汁"（《中医药膳学》）有清热、祛暑、利尿的作用，可用于气分热盛证与中暑轻症的治疗。

温里祛寒类药膳：指具有温里散寒作用，用于治疗里寒证的药膳。如"姜附烧狗肉"（《大众药膳》）有温阳散寒止痛的作用，可用于中焦脾胃虚寒疼痛的治疗。

滋养补益类药膳：指具有滋养补益、扶助正气作用，用于治疗虚证的药膳。如"翡翠猪肝汤"（《保健食谱》）有补血益肝的作用，可用于肝血虚证的治疗。

行气降气类药膳：指具有行气或降气等作用，用于治疗气滞或气逆病证的药膳。如"橘朴茶"（《江西中医药》）有理气开郁、化痰散结的作用，可用于梅核气的治疗。

活血止血类药膳：指具有活血或止血作用，用于治疗瘀血阻滞或出血诸证的药膳。如"红花当归酒"（《中药制剂汇编》）有活血祛瘀、温经通络的作用，可用于跌打损伤、瘀血经闭腹痛的治疗。

平肝息风类药膳：指具有平肝潜阳、息风止痉作用，用于治疗肝阳上亢、动风发痉诸证的药膳。如"天麻鱼头"（《中国药膳大全》）有平肝息风、定痉止痛的作用，可用于肝阳、肝风头痛的治疗。

治燥类药膳：指具有宣散燥邪或滋阴润燥作用，用于治疗秋燥证或内燥证的药膳。如"百合白鸭汤"（《中国中医药报》）有养阴清热、润肺止咳的作用，可用于阴虚肺燥咳嗽的治疗。

治痹类类药膳：指具有祛除风寒湿痹邪、通脉止痛作用，用于治疗风寒湿痹证的药膳。如"胡椒根煲蛇肉"（《饮食疗法》）有散寒祛风、通络止痛的作用，可用于风寒型痹证的治疗。

祛湿类药膳：指具有渗湿利水、通淋退黄作用，用于治疗水湿潴留诸证如水肿证、淋证与黄疸等症的药膳。如"赤小豆鲤鱼汤"（《外台秘要》）有健脾、利水、消肿的作用，可用于脾虚水肿证的治疗。

祛痰止咳平喘类药膳：指具有祛痰、止咳、平喘作用，用于治疗咳嗽、气喘等症的药膳。如"半夏山药粥"（《药性论》）有健脾燥湿、降气止咳的作用，可用于湿痰咳嗽的治疗。

消导化积类药膳：指具有消导化积作用，用于治疗伤食食积病证的药膳。如"健脾消食蛋羹"（《临床验方集锦》）有补脾益气、消食开胃的作用，可用于脾胃虚弱、食积内停之证的治疗。

（二）按制作方法分类

按制作方法分类，一般可分成菜肴类药膳、粥饭类药膳、面点类药膳、茶饮类药膳、药酒类药膳、果品糖果类药膳、膏滋类药膳与汤羹类药膳八类：

1. **菜肴类药膳**　指由肉食、蛋品、水产品及蔬菜等食品与药材、调料烹调加工而成的凉菜与热菜，是药膳的主要品种。如热菜类药膳的制作即有蒸、炒、炸等方法，像"山药肉麻元"（《中医药膳学》），由山药、猪肥膘肉、芝麻、鸡蛋等组成，用炸法制成，有补脾肾、养阴血的作用，可用于脾肾虚衰、阴血不足体质的调养及其相关病证的辅助治疗。

2. **粥饭类药膳**　指由药材与谷米煮制的稀粥与干饭，其中药粥简单易行、疗效确切，是药膳中有特色的品种。如"羊肾枸杞粥"（《饮膳正要》），由羊肾、羊肉、枸杞子与粳米组成，有温肾暖脾、养血益精的作用，可用于中老年人肾虚畏寒肢冷、夜尿频繁等不适的调养。

3. **面点类药膳**　指以小麦、谷米与药材，经一定的加工方法制成的面条、馒头、饺子、包子、馄饨、汤圆及糕饼等。如"春盘面"（《饮膳正要》），类似于河南烩面，是白面条用煮熟、切好的羊肉、羊肚、羊肺来烩，再加荷包蛋、蘑菇、韭黄及各种调料制成，有补中益气、开胃醒脾的作用，可用于大病初愈或术后康复的调补。

4. **茶饮类药膳**　包括药茶、药饮与汁露，其中药茶最具特色。略，具体参考《茶饮与药酒药膳简介》之"茶饮药膳简介"。

5. **药酒类药膳**　包括酒剂、醪剂与醴剂，其中酒剂最有特色。略，具体参考《茶饮与药酒药膳简介》之"药酒药膳简介"。

6. **果品糖果类药膳**　果品，即干鲜果品。鲜果常捣烂、压榨取汁服用，另外也有其他制法。如"煨梨方"（《养老奉亲书》），取梨子洗净，在梨上刺孔三至五个，每孔置花椒一枚，外包面皮放入草木灰或烘箱中煨熟，弃除面皮，梨切块，食梨饮汤，有润肺化痰、祛风止咳的作用，可用于风痰咳嗽、阵咳痉咳的辅助治疗。干果既可直接食用，亦可沸水冲泡代茶饮服，目前多经炮制加工开发成各种休闲小食品。如"芪杞枣"（市售产品）是红枣用黄芪、枸杞子煎汁炮制的休闲小食品，有益气补血的作用，可用于妇女气血不足所致神疲乏力、面色萎黄等病证的调补。

糖果，是将食物或药材汁液、浸膏或粗粉加入熬炼成的糖料中混合后制成的固态或半固态，供含化或嚼食的膳品。另外，也可用制熟的食物与熬炼好的糖料混合加工制成。如"芝麻核桃糖"(《中国药膳大全》),有滋补肝肾、益精养血的作用,坚持食用能预防肾虚白发、脱发。

7. 膏滋类药膳 又叫煎膏、蜜膏、膏方,是将食物或药材一起经煎煮、浓缩,加糖、蜂蜜或阿胶、鹿角胶等动物胶类制成的膏状药膳。如"阿胶胡桃膏"(《甘肃药膳集锦》),由阿胶、核桃、黑芝麻、龙眼肉、红枣等组成,既可制成膏方,亦可制成糖果,有养血美容、补肾抗衰、润肠通便的作用,适用于血虚之面色萎黄、心悸失眠、记忆力差,肾虚之头晕目眩、腰膝酸软、须发早白,以及阴血不足之咽干口燥、大便干结等病证的调补。

8. 汤羹类药膳 药膳汤羹,是在普通汤羹的基础上,加入药物制成的特殊汤羹。实属药膳菜肴,因其制作方便,营养成分不易损失,药效易于发挥,还利于脾胃的消化吸收,同时还是传统药膳制作形式,故另列一类。若加入的药物是药食两用的,可直接与食材主料混合同烹;如加入的药物不宜直接食用,可将其先行煎煮,去渣取汁后再与主料同烹,或将药物用纱布袋包扎后与主料同烹,待料熟汤成时,捞出药包即可。如"当归生姜羊肉汤"(《金匮要略》)等即为著名的汤羹类药膳。

三、药膳的基本特点

药膳是在中医理论指导下,单纯由食物或药物和食物相结合,采用传统的饮食烹调技术或现代的食品加工方法制成的一种既有保健治疗作用,又有食品美味、色香味形俱佳的特殊食品。

一般认为,药膳有以下三个基本特点:

(一)注重整体,强调辨证施膳

药膳学是中医学的一个分支学科,因此中医学的特点就是药膳学的特点,即中医学的"整体观念""辨证施治"特点即为药膳学的"注重整体""辨证施膳"的特点。

1. 注重整体 人体是一个统一的、不可分割的有机整体,机体与自然环境之间也是协调统一的。临床防病治病,无论是使用药剂还是应用药膳,都必须注重整体的调节。如产后"恶露不下"的药膳调治,应首先考虑产妇产后气血亏虚、元气损伤及其运血无力的整体性改变，以益气补血的"当归生姜羊肉汤"（《金匮要略》）整体调节为主，在此基础上，依据具体患者的不同情况，再加服其他相应的药膳，感寒者加服散寒活血的"红糖醴"（《科学养生》）；气郁者加服行气活血的"川芎茶"（《简便要方》）。

2. **辨证施膳** 辨证，即辨别证候，是指辨清疾病或体质、亚健康的证候、类型或状态。施膳，即药膳调治、调养，是指根据不同的证候，确定治疗原则和具体的药膳处方。辨证是施膳的根据和前提，施膳是调治、调养的手段和方法。如慢性胃炎胃寒证，宜温胃散寒止痛，可用"良姜粥"（《饮膳正要》）；阴虚证，宜益胃生津止痛，可用"玉竹乌梅饮"（《饮膳正要》）。又像冠心病血瘀型或气虚血瘀证，宜活血通脉止痛或益气活血止痛，可用"桃仁粥"（《饮膳正要》）、"双参山楂酒"（《中国药膳》）；痰瘀闭阻证，宜祛痰活血止痛，可用"荷叶菖蒲饮""瓜蒌红花酒"（《中华临床药膳食疗学》）。

（二）防治兼宜，重在保养脾胃

药膳既可强身防病，又可治疗疾病，同时其为特殊膳食，能激发使用者的食欲，为胃所喜，能够保养脾胃。

1. **防治兼宜** 药膳能培养机体正气，提高抗病能力，减少疾病，益寿延年，因此其强健身体和预防疾病的效果显著。如中老年慢性支气管炎患者经常服用"黄芪粥"（《圣济总录》）能益气补肺，增强机体抗病能力，减少外感疾病的发病机会；又如"八珍食品"（山东中医药大学研制）有益气健脾、消食开胃的功效，适用于小儿脾虚食积、厌食的调治，经常食用，能增强食欲、促进生长发育，厌食、营养不良的小儿服用30天后，食欲增加者达90%，生长发育亦得到明显改善。药膳临床主要用于慢性病的治疗或辅助治疗。像中风恢复期可配合"复合黄芪粥"（《金匮要略》）、"地龙桃花饼"（《常见病的饮食疗法》）益气、活血、通络，以促进肢体功能康复；肺结核肺肾阴虚证在中西药物抗结核的同时，食用"冰糖燕窝羹"（《滋补中药保健食谱》）、"百合地黄粥"（《百病饮食自疗》）滋阴清热，可改善结核中毒症状。

2. **保养脾胃** 由于脾胃为"气血生化之源"，是"后天之本"，因此防治疾病必须保养脾胃。保养脾胃，原则是治虚证以补脾胃为主，治实证以不伤脾胃为宜。而脾胃功能强盛即可增强纳运，避免呆胃，使药材、食物更好地发挥其功效作用。保养脾胃，除直接使用药膳增强脾胃功能之外，可在药膳中加用消导、温中、理气和芳香化浊的药材、食品，以增进纳运，避免呆胃，同时，药膳成品必须注意色香味形俱佳，使人们乐于接受并能激发食欲。

（三）良药可口，老人少儿尤宜

药剂为丸、散、膏、丹及汤剂，颜色难看，味道苦涩，良药苦口，而药膳通过药食结合的方式变为膳食，美味佳肴，良药可口，尤其适宜于老人与少儿患者。

1. 良药可口　药膳为特殊的膳食，多以食物为主，即将食物作为药物，又隐药与膳食，将药物作为食物，因为注意了药物性味的选择，摒弃了"辛酸苦劣"之品，特别是通过药物与食物的合理搭配，精细制作，制成了色香味形俱佳的可口膳食。正如近代医学家张锡纯所说：药膳"病人服之，不但疗疾，并可充饥，不但充饥，更感适口。"

2. 老少尤宜　老年人脾胃功能虚弱，少年儿童脾胃发育尚未健全，普遍厌恶"既不好看，又不好吃"的药剂而"拒喝"者居多。药膳为药食结合的特殊膳食，属美味佳肴，是良药可口，顺应了人们尤其是老人与少儿"喜于食，厌于药"的天性，为胃所喜，所以是"良药可口，老人少儿尤宜"。

四、药膳的实际应用

民以食为天，药膳是美味佳肴，能够满足人们对物质与精神的享受，同时又是特殊膳食，有养生保健、治病疗疾的作用，能够满足人们对健康长寿的追求。药膳既可居家使用，亦可在医疗机构、养生机构、饭店餐厅使用，更可作为产品而随地随时地广泛使用。因此药膳在实际生活之中，应用非常广泛。

目前，药膳的应用主要有病前、病中与病后三方面。

（一）病前养生保健

主要适用于不良体质者与亚健康状态人群的调理。如各级中医院治未病中心与养生保健、亚健康调理机构，目前都在开展不良体质辨识、亚健康状态测试及其药膳调理。像杭州市中医院作为治未病国家试点单位研制的保健茶、保健酒、保健膏方，中国中和亚健康调理中心的亚健康检测、药膳调理，都很有特色。

（二）病中调治调理

主要适用于慢性病的调治调理。如福州市中医院早在2004年就开展了药膳在临床的应用研究工作。一是收集当地药膳的验方与使用的情况，挑选出确有疗效的验方，整理出功效、适用病症以及用法用量等，应用于住院病患的治疗，起到了良好的辅助治疗作用。二是开发药膳新品，如开展了主食药膳研究，开发出辅助治疗胃炎、糖尿病的馒头、面条、饺子，以及药粉豆浆、药粉粥食等，在门诊及病房应用后受到了广大患者的欢迎和好评。

（三）病后功能康复

主要适用于相关适宜病证的辅助功能康复。如中国中医科学院广安门医院在脑卒中康复期的药膳使用、扬州中西医结合医院对尘肺的药膳康复治疗，均取得较好效果。前者在脑卒中康复期使用药膳康复，以证候为基础，以患者主诉为处方靶向，症、证、病三者结合，综合处方，取得了较好的效果。后者采用自主研发的"川贝雪梨猪肺汤""杏仁山药糊""冬菇雪耳猪胰汤"三款药膳康复方治疗尘肺，收治90例患者，经治疗后，证情显著改善70例（77.8%），改善14例（15.5%），无效6例（6.7%），有效率为93.3%。

五、药膳的注意事项

药膳在实际应用尤其是家庭使用时，应注意以下三方面事项。

（一）安全有效，辨证施膳

1. **安全有效**　药膳选择药物需功效确切、无毒性、无不良反应，具体来说，必须是国家规定的"既是食品又是药品的物品（药食两用）名单"的药食两用物品，以及"可用于保健食品的物品（药材）名单"的药材，前者如山药、山楂、龙眼肉、决明子、枸杞子、胖大海、高良姜、薏苡仁等，后者如三七、女贞子、川贝母、生地黄、红景天、西洋参、罗布麻、苦丁茶等。

2. **辨证施膳**　辨证施膳是中医学辨证论治在药膳食疗中的具体应用，当疾病的证候，或不良体质的类型、亚健康的状态等诊断明确之后，才能确立治疗与调理原则，之后再选择相宜的药膳食疗，给予针对性的治疗或调养。家庭使用药膳食疗，必须在中医医师指导下，确定使用者所患疾病的不同证候，或体质的不同类型，或亚健康的不同状态，之后再判断所用药膳食疗是否与"辨证"吻合。

（二）三因制宜，灵活应用

由于季节、节气等天时气候因素，南北、高下等地域环境因素，药膳使用者个体的性别、年龄、先天父母禀赋、后天生活习惯等差异因素，对于个体的体质、亚健康的状态以及疾病的发生、发展变化与转归等，都有着不同程度的影响。因此，在应用药膳养生保健、防病疗疾时就必须根据这些具体因素区别、灵活应用。

1. **因时制宜**　是指根据不同季节的气候特点选用不同的药膳。因春气温暖，万物生发，风热较多，应多食菜粥或清解药膳，如"荠菜粥"（《本草纲目》）、"桑菊薄竹饮"（《大众药膳》）；夏季炎热，多雨湿重，应多食清暑利湿的药膳，如"绿豆粥"（《饮食辨录》）、"藿香茶"（《百病饮食自疗》）；秋季气候干燥，燥咳较多，应多食润燥止咳的药膳，如"银耳羹"（《食用菌饮食疗法》）、"炖雪梨川贝"（《补品补药或补益良方》）；冬季严寒，万物闭藏，应多食温阳散寒的药膳，如"良姜炖鸡块"（《饮膳正要》）、"当归生姜羊肉汤"（《金匮要略》）。当然对于疾病辨证施膳时，也应注意季节气候特点，如同是风寒感冒，病在夏季就不宜过用辛温发散，可用"香薷茶"（《太平惠民和剂局方》）、"荷叶绿豆粥"（《百病饮食自疗》）；病在冬季则可用辛温解表，像"葱豉汤"（《食疗本草》）、"姜糖苏叶饮"（《本草汇言》）。

2. **因地制宜**　指根据不同地区的地理环境特点考虑药膳的运用。由于西北地区地势高而气候寒冷干燥，因此易于感寒伤燥，药治、食治耐得辛温，如若为风寒感冒，药膳宜用"荆芥粥"（《饮膳正要》）、"姜糖苏叶茶"（《本草汇言》）；东南地区地势低而温暖潮湿，易于感热受湿，药治、食治既耐不得辛温，又需酌加清热化湿之品，风寒感冒则宜用"香薷茶"（《太平惠民和剂局方》）、"苏藿薄荷茶"（《中草药制剂选编》）。另外，也因为地势高低、气候差异，所以各地口味习惯也不尽相同，如江浙等地喜食甜咸味，云贵川湘等地喜食辛辣味，西北地区喜食牛羊肉、乳酪制品，沿海地区喜食鱼虾海味，山西、陕西喜食酸味等，在选择食物配料及调味时也应予以兼顾。

3. **因人制宜**　指根据使用药膳者年龄、体质、性别及生活习惯等个体差异运用不同的药膳。如小儿生机旺盛而气血未充、脏腑娇嫩，且生活不能自理、乳食不知自调，因此咳嗽痰喘、伤食伤虫就比较多见，药治、食治忌投峻剂，亦当慎用补剂；老人生机减退，气血亏衰，患病多虚证或正虚邪实，治疗时，虚证宜补，而邪实须攻者又应慎重，以免损伤正气。又如体质的差异，使药膳有宜凉宜暖、宜补不宜补的不同。另外，男女在生理上各有特点，配制药膳时也应注意男女的区别。特别是妇女有经孕产乳，最易伤血，所以平时应食以补血为主的药膳，经期、孕期宜食"红枣小米粥"（《中国保健药膳烹调技术》）、"阿胶糯米粥"（《食医心鉴》）；产后受寒恶露不下或排出不畅宜食"生化蜜膏"（《常见病的饮食疗法》）、"当归生姜羊肉汤"（《金匮要略》），产后泌乳不足宜食"鲫鱼羹"（《普济方》）、"猪蹄黄芪当归汤"（《补品补药与补益良方》）等。

（三）选好剂型，良药可口

1. **选好剂型**　药膳是含有药物，具有养生保健、防病治病作用的特殊膳食，同时还有缓见其功、使用期长的特点，所以药膳的剂型选择非常重要，是药膳使用时必须重视的问题。对此，一是选择有效成分容易溶出的剂型：药膳药物是药膳主要起"功效"的原料，因此药膳制作必须尽可能地促使药物有效成分析出，避免有效成分损失，以期良好地发挥药效。煮法、炖法、蒸法等热菜类菜肴剂型，以及汤羹、药粥等剂型，通过水、油等溶媒与温度的作用，可使药物的有效成分充分地溶解析出，同时也不易破坏、损伤其有效成分，所以这些制法在药膳中最为常用，其比例可占到药膳品类的一半以上。药酒，因酒是一种良好溶媒，其主要成分乙醇可使药物的水溶性物质、脂溶性物质最大限度地溶解出有效成分而更好地发挥药物的功效，故亦为药膳常用的剂型。二是选择制法及其用法简便的剂型：药膳以膳食形式运用，特点是缓见其功，需要长期食用方能起效。所以药膳制法及其用法就必须简捷、便利。药膳传统剂型中，菜肴、汤羹、粥饭、茶饮等多是现备现做，其中汤羹、药粥、药茶制作简便，特别是汤羹、药粥不仅制作简便，而且有效成分容易溶出、易于消化，很受人们的欢迎。药酒、膏滋等常是一次制好，可长期饮用、食用，极为方便。

2. **良药可口**　药膳是"具有独特色、香、味、形、效的膳食品"，同时还有缓见其功、使用期长的特点，而为了使这种具有"效"的特殊膳食能够发挥其养生保健、防病疗疾的作用，就必须保持膳食可口喜食的特点。对此，一是以食物为主，不能加药过多：药膳不是药，究其根本还应是膳，故应强调以食物为主，配以少量药物，不能加药过多，同时还要摒弃"辛酸苦劣"的药物。二是精细制作，良药可口：要通过药物与食物的合理搭配、药物的恰当炮制、药膳的精细调味，制成色香味形俱佳的可口膳食。三是注意保养脾胃：由于脾胃为"气血生化之源"，是"后天之本"，因此药膳尤其是补益药膳配伍时需加用消导理气和芳香化浊的一些药食两用的调料，以保养脾胃，维护人体的消化功能，一方面使药膳的"功效"易于发挥，另一方面亦使人们能够长期使用药膳。

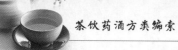
茶饮药酒方类编索引

主要参考书目

一、古代

1. 唐·王冰. 重广补注黄帝内经素问［M］. 北京：中医古籍出版社，2015.

2. 魏·吴普等述，清·孙星衍等辑. 神农本草经［M］. 北京：人民卫生出版社，1982.

3. 唐·孙思邈. 备急千金要方［M］. 北京：中国医药科技出版社，2011.

4. 唐·孟诜，张鼎. 食疗本草［M］. 北京：人民卫生出版社，1984.

5. 元·忽思慧. 饮膳正要［M］. 北京：中国中医药出版社，2009.

6. 明·龚廷贤. 万病回春［M］. 北京：人民卫生出版社，1984.

7. 明·李时珍. 本草纲目［M］. 刘衡如，点校. 北京：人民卫生出版社，1975.

8. 清·黄宫绣. 本草求真［M］. 上海：上海科技出版社，1959.

9. 清·张璐. 本经逢原［M］. 上海：上海科技出版社，1959.

10. 清·吴世昌. 奇方类编［M］. 北京：中医古籍出版社，1986.

二、现代

1. 《全国中草药汇编》编写组. 全国中草药汇编［M］. 北京：人民卫生出版社，1976.

2. 江苏新医学院. 中药大辞典［M］. 上海：上海科技出版社，1977.

3. 叶桔泉. 食物中叶药与便方（增订本）［M］. 南京：江苏科技出版社，1980.

4. 姜超. 实用中医营养学——饮食养生治病指导［M］. 北京：解放军出版社，1985.

5. 彭铭泉. 中国药膳大全［M］. 成都：四川科学技术出版社，1987.

6. 董三白. 常见病的饮食疗法［M］. 北京：中国食品出版社，1987.

7. 张文高，等. 英汉对照实用中医文库·中国药膳［M］. 上海：上海中医学院出版社，1990.

8. 陈熠. 中国药酒大全［M］. 上海：上海科技出版社，1991.

9. 冷方南，等. 中华临床药膳食疗学［M］. 北京：人民卫生出版社，1993.

10. 谭兴贵. 中医药膳学［M］. 北京：中国中医药出版社，2003.

11. 闫松. 中华食疗大全［M］. 北京：线装书局，2012.

12. 易蔚，邓沂. 中医药膳学［M］. 西安：西安交通大学出版社，2012.

13. 林乾良，陈小忆. 林乾良医学丛书·中国茶疗（第二版）［M］. 北京：中国中医药出版社，2012.

14. 谭兴贵，谭楣，邓沂. 中国食物药用大典［M］. 西安：西安交通大学出版社，2013.

15. 邓沂，冯胜利. 甘肃药膳集锦［M］. 兰州：甘肃科学技术出版社，2016.